主　编　王昆蓉

副主编　许　毅　曹晓容　曹丽丽

编　委　（以姓氏笔画为序）

伍小飞　李麟霞　李金琼　刘一琪　张　艳

邱小川　肖　锂　杨洪勤　郭晓恒　赵缘红

黄松林　黄娟丽　熊　灏

插　图　邱小川　伍　艺　李夏卉

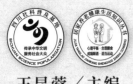

王昆蓉/主编

居家健康手册

第二册

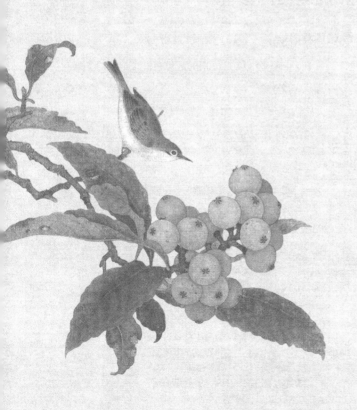

四川大学出版社

责任编辑：王　玮
责任校对：龚娇梅
封面设计：阿　林
责任印制：王　炜

图书在版编目（CIP）数据

居家健康手册. 第二册 / 王昆蓉主编. —成都：
四川大学出版社，2018.6
（居家养老健康生活知识丛书）
ISBN 978−7−5690−1940−7

Ⅰ.①居…　Ⅱ.①王…　Ⅲ.①健康教育−手册
Ⅳ.①R193-62

中国版本图书馆 CIP 数据核字（2018）第 115433 号

书　名	居家健康手册（第二册）
	Jujia Jiankang Shouce（Di-er Ce）

主　编	王昆蓉
出　版	四川大学出版社
地　址	成都市一环路南一段 24 号（610065）
发　行	四川大学出版社
书　号	ISBN 978−7−5690−1940−7
印　刷	四川盛图彩色印刷有限公司
成品尺寸	170 mm×240 mm
印　张	14.25
字　数	177 千字
版　次	2018 年 7 月第 1 版
印　次	2018 年 7 月第 1 次印刷
定　价	42.00 元

◆读者邮购本书，请与本社发行科联系。
电话:(028)85408408/(028)85401670/
(028)85408023　邮政编码:610065
◆本社图书如有印装质量问题,请
寄回出版社调换。
◆网址:http://www.scupress.net

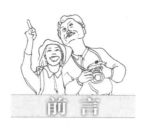

前言

随着我国老龄化进程的加快，人们的工作、生活节奏的加快，我国常见慢性疾病的患病率呈逐年上升之势，人们生活品质和幸福度随之下降，人们的身体与心理健康受到威胁，高昂的医疗费用也给家庭、社会带来巨大压力，

健康是人们一生最宝贵的财富，维护健康是人们生活品质的基本保障。拥有良好的医疗和生活环境条件固然重要，但无数的事实告诉我们，长期坚持正确、合理的生活方式，严格的自律行为，注意修心养性才能更好地维护健康。对于走向疾病末期的脑卒中、晚期肝硬化、尿毒症和患有严重心理疾病的人们，即使遇到再优秀的医护人员和心理专家，有再多的钱财，也常常回天乏术。

研究数据显示，我国每年"过劳死"的人数高达60万人，近年已超越日本成为"过劳死"第一大国。这相当于每天超过1600人因过于劳累引发疾病，离开这个世界。在30岁至50岁早逝的人群中，95.7%的人死于过度疲劳引起的致命性疾病。

如何管理我们的健康？"从来就没有什么救世主，也不靠神仙皇帝，要创造人类的幸福，全靠我们自己……"我们要达到个人长期身心健康的目标，必须调动主观能动性，立足于自身，充分发挥自己的

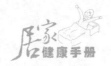

责任意识和潜能，把命运掌握在自己手中。

幸福生活基于健康的心理和身体，世界卫生组织将卫生与健康的四大基石定为"心理平衡、合理膳食、戒烟限酒、适当运动"，为人们提供了身心健康维护与保健的努力方向。《居家健康手册》第一、二册撰写的内容包括人们日常所需又实用的健康居家必备知识，以及作者在书中对各类常见问题解惑、答疑，从人们日常生活涉及的八个维度的健康生活知识进行深入浅出的讲解，包括金融理财、国学与艺术养生、安全与运动、旅游知识、居家日常生活、心理卫生指导、疾病自我观察与家庭预防、中医药传统养生、健康饮食等，并配有生动直观的插图，对所讲解的实用生活技能和各类保健技能的演示操作配有线条清晰、简洁明快的动作示意图，帮助读者理解。

对居家的广大人群，尤其是关注自己身心健康、希望提升生活品质的人群来说，阅读本书的健康生活的相关知识，能提高自我保健的实践能力，促进自己改变不良生活模式，延缓疾病的发生和发展，迈向健康、快乐、幸福的人生。本书致力帮助广大居家人群实现幸福、健康、快乐一生的小康生活目标，力争做到"急人所急，帮人所需"。

本系列目前推出两册。

第一册主要介绍人们居家生活中所需要的又很适用的科普知识，共六篇：人身财产安全篇、文化与养生篇、国学与养生篇、居家生活篇、休闲旅游篇、饮食养生篇。

第二册主要介绍心理与身体的健康保健与疾病预防科普知识，共四篇：心理养生篇、疾病防治篇、保健护理篇、女性保健篇。

参与本书编写的作者主要来自四川省社科普及基地的科普教育专家团队，其主要成员来自成都大学医学院（护理学院）具有长期从事中西医临床医疗及护理、社区卫生预防、精神与心理护理、心理咨询、社区教育等背景的双师型教师和长期深入各级机构、社区开展健康知识宣讲教育的科普专家。

　　本书的出版得到了中共成都市委宣传部、四川省社会科学联合会、成都大学及成都大学医学院（护理学院）相关各级部门的大力支持，笔者在此向上述单位及领导致以深深的谢意！同时也感谢四川大学出版社的大力支持！感谢四川省社科普及基地的科普教育专家团队成员为此书的顺利出版所付出的辛劳！最后，笔者代表所有编者感谢所有关注健康、重视保健预防的读者朋友阅读本书，如有不妥之处，欢迎提出宝贵意见和建议，便于我们及时纠正。

王昆蓉

2018年3月

目　录

第一篇　心理养生篇

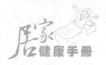

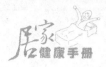

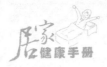

第四篇　妇女保健篇

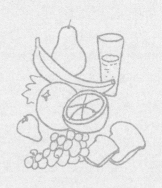

第一篇　心理养生篇

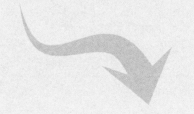

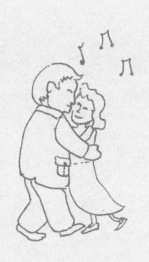

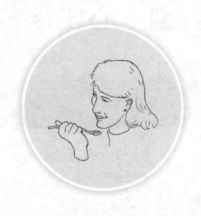

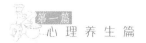
第一节　压力与应对

美国未来学家阿尔温·托夫勒在他的名作中写道：

　　日趋缩小的海洋将千百万种无可奈何的水生物抛掷到新生成的海滩上，失去了熟悉的环境，尽管对生的渴望使它们奋力把握住每一生存的时刻，结果还是一一死亡了。只有极少数能适应两栖生活的幸运儿才能在变化的冲击中生存下来……今天，我们正经历一个和人类祖先从海洋生物进化到陆地生物时一样的充满灾难和创伤的时期……能适应环境者将生存下去。不能适应者或者在较低级的发展水平上以某种形式生存下去，或者在被冲刷到岸上后死去。

　　这番话告诉人们一个严峻的现实：在不能适应当今社会巨大变革的人群中，会产生一大批有心理问题的人群和精神疾病患者。目前，世界人口的25%，即每四个人中就有一人在其人生的某个阶段出现心理与精神方面的问题，受到不良情绪的困扰。心理的不适与情绪的困扰就像隐藏在河底的鳄鱼，潜伏在我们的周围，不知何时会突然向我们袭来。心理冲突、精神打击时时刻刻危害着我们的身心健康。心理不良的刺激常常是各种疾病产生的源头，身体疾病的加重和恶化反过来又会影响我们的情绪，促使心理疾病发生和发

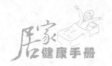

展。朋友们常常见到这样的例子：随着年龄的增长，我们由青壮年走向中老年，抑郁症、焦虑症、失眠等常常伴随着肥胖、高血压病、糖尿病、癌症等常见多发疾病逐渐出现在我们身上，突发的心肌梗死、脑卒中或晚期癌症让我们措手不及、难以应对，甚至使我们精神崩溃。面对压力、挫折，我们要如何适应，怎样应对？首先，我们要认识自己的行为和言行处于何种状态。其次，我们置身于这个千变万化的社会，问问自己我能适应吗？不能适应的表现会有哪些？

一、面对压力和危机时，个人应对不良的表现有哪些？

否定： 对自己身边所发生的一切变化都持否定的态度，个人的行为与思想和现实环境格格不入，习惯用憎恨、诅咒的言语，用破坏性的行为对待周围的人和事。

眼界狭隘： 只对自己熟悉领域的知识、信息感兴趣，龟缩在自己的小天地里，对其他领域发生的变革毫无察觉，或者无动于衷。

拒绝： 不愿学习新领域的知识和技能，拒绝改变自己，表面上他暂时还能应付自如，但等到某一天，他才发现自己的知识、技能已完全过时，无法胜任原有的岗位，更没有转到新岗位的实力和信心。

怀旧： 拒绝变化、创新，死抱着旧的思维习惯和行为模式不放，终因无法适应变化的社会，在绝望中挣扎。

二、个人面临的压力常常来自何方？

人际关系压力： 主要是与伴侣、子女、父母的关系，与亲属、

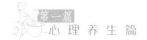
朋友、上司、同事的关系等。

经济压力：主要有收入问题、借贷问题、失去家财、投资失利等。

学业、工作压力：学习或工作强度大、时间长、枯燥乏味，付出多、风险大。

休闲压力：工作狂，与家人相聚的时间极少；喜欢独处又觉空虚无聊；无任何爱好，没有兴趣与亲朋好友交往。

精神与感情的压力：无精神追求和生活目标，对未来没有计划，不知将来做什么；感到寂寞、孤独、无助、压抑、恐惧、焦虑，无法放松；单相思，渴望与人建立亲密关系，但又害怕承担责任；与人有情感纠葛等。

身体压力：身体不适、疼痛、性功能减退、食欲异常、便秘、尿频、睡眠障碍等。

三、喜、怒、忧、思、悲、恐、惊对身体有什么影响？

中医认为喜、怒、忧、思、悲、恐、惊七情与人体脏腑的功能活动有密切的关系，七情过激则损伤五脏。

大喜或过喜对身体有什么影响？

喜悦情绪对应的脏腑是心。中医认为心主喜，大喜会使情志过激，心气消耗过度。生活中我们会常常看到不幸的事情：老年人久盼子女回来看他，孩子回来了特别高兴，哈哈大笑以后，就突发心脏疾病去世了；有老年人玩棋牌游戏赢了，大笑之后却突然倒地去世。这是因为过喜（心花怒放）将微弱的心气耗散尽了，所以高兴

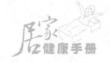

是一件好事，而过度高兴未必就是好事。爱笑常常被认为是心情开朗，如果心气充足的人，碰到好笑的事情，自然会笑得十分爽朗。适度之笑，无疑对心神和身体都有好处；有的人爱笑只是一种掩饰、一种勉强或职业需要，本来他们不爱笑，因种种原因不得不经常笑，这使得本来就不充足的心气耗损得更厉害。值得警惕的是，在这些人的笑声里常常隐藏着疾病或抑郁的前兆。为什么有些笑星年纪轻轻心脏就有了问题，排除生活习惯、饮食习惯等因素，最重要的原因就是这些笑星要经常努力制造笑声，耗损了太多心气。按理说喜悦的情绪本来是有益健康的，但喜悦的情绪也要适度，过度就可能伤害身体：注意力下降，头晕，心悸，眠浅，睡眠中时常惊醒。严重时可引起精神失常，或突然晕倒。吃适量的大枣、龙眼肉、莲子等，可达到补心气、养心神的作用。

暴怒对身体有什么影响？

愤怒情绪对应的脏腑为肝。中医认为怒为肝志。一个精神正常的人，如果最近常常盛怒或暴怒，并不一定是他的精神出了问题，有可能是其肝的阴阳失去了平衡。肝阳上亢者，除了大呼小叫，还伴有眩晕耳鸣、心悸健忘、失眠多梦、口苦咽干等症状；肝郁气虚者，会出现身体乏力、不喜欢说话、容易出汗等症状；女性在月经前期和月经期常常易生气，是由于血行于下，气浮于上，气血不平衡，气有余便转为火，易发怒，所以女性在月经来临前期易发怒比较常见。明白了身体的变化原理，我们就可以察觉和调养过怒和郁闷情绪，理解女性的周期性特性，多一些理解和宽容。

女性生理期更应该保持心气平和，否则长期这样会转成身体上的疾病。怒气满腔的时候，通常肝气非常旺盛，如果发泄不出去就淤滞在体内，久而久之可能孕育出疾病。很多有肝病的人特别易发脾气。怎么办呢？在五行学说中，肝属木，肺属金，肺金克肝木，两者是相克的关系。悲伤情绪与肺相关，人在哭泣时肺气旺盛，可以把肝气压下去。所以，常常可以看到人在悲伤时，大哭一场后情绪平静下来，感觉身体舒服了。中医所说的肝不是完全等同于西医的肝脏，肝病也不是说得了肝炎之类的疾病，而是脏腑有内伤的表现，肝气逆行，血液运行失常，消化功能出现障碍，常出现腹胀、腹痛、腹泻，严重时还可出现呕血、脑卒中等危及生命的情况。

调养怒气、平衡心境的方法：推拿按摩肝经和胆经可以疏通肝气，保持其正常的疏泄功能，调整血液和津液的运行，使人情志舒畅。

自制枸杞梅菊饮，配制方法：枸杞15克、乌梅10克、菊花10克，开水泡服。

这类易怒人群可以常吃山楂、萝卜、茴香、莲藕等疏肝行气的食物来调理。

忧虑、抑郁情绪对身体有什么影响？

忧虑情绪对应的脏腑是肺。中医认为悲主肺，情志愁忧、抑郁的情绪导致肺气闭塞。忧愁的情绪越严重，或持续时间过长，身体就会因气机闭塞而致病。小宝宝刚出生的时候，如果哭声特别响亮，那么妈妈、爸爸就很放心，因为这说明宝宝肺部扩张好，没有缺氧的现象。一个人的哭声与肺关联密切，林黛玉长期情志不舒畅、悲伤，经常哭哭啼啼，最后患肺结核咯血而死。与笑声一样，人们哭泣流泪也是一种正常的情绪宣泄，但如果经常哭，就不好了。中医强调"肺主皮毛"，那些经常哭泣流泪的人皮肤一般不会好，因为肺虚之后，皮毛得不到肺部输送的养分的滋养，皮肤晦

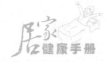

暗，头发无光。

专家建议，平时爱哭的人不妨多吃一些白木耳、百合、海蜇、柿饼、枇杷、荸荠、无花果等补肺食物。

人在疼痛的时候，忍不住发出呻吟之声；舒服的时候，也会呻吟。从中医角度来看，呻吟的声音，其实是肾在调元气。反过来看，一个人表面看起来没事却总是哼哼唧唧，有可能提示肾有问题了，是对人体健康的一种提醒，这样的反证也不是绝对的。

专家建议，有这种现象的人，平时不妨多吃一些羊肉、韭菜、龙眼、山药等补肾的食物。症状严重者还可以根据阳虚、阴虚的不同，选择金匮肾气丸和六味地黄丸服用。

内伤脏腑有如下表现：肺气阻滞导致胸闷、气短、呼吸不利，进而出现喘促、咳嗽等症状。

思虑过度对身体有什么影响？

思虑情绪对应的脏腑是脾。中医认为脾主思，思维长时间高度集中，思虑太过，气血受阻，郁结在一处，不能通畅运行周身可致病。所以过度思虑的人脾胃会出现问题，经常用脑的人，脾胃功能都会受到一定的影响。"忧思伤脾，思则气结"，就是这个道理。

专家建议，可多吃些补脾的食物，比如牛肉、鲫鱼、鲈鱼、大枣、莲子、花生、黄芪、党参、太子参等。

内伤脏腑的表现：气机郁结则脾胃功能失常，消化吸收功能紊乱，出现食欲下降，食后腹胀，消化不良，便秘，腹泻等症状。严重者则会出现贫血、水肿、严重营养不良的表现。

调养方法：推拿按摩胃经腧穴可以强健脾胃功能，增强消化吸收功能，保证气血在经脉内正常运行。尤其是足三里穴，这是人体重要的保健穴，应常常按摩。

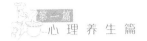
可用中成药：越鞠丸、参苓白术丸。

过度惊恐对身体有什么影响？

惊恐情绪对应的脏腑是肾，恐跟肾有直接的关系。恐惧会伤肾，惊恐先通过心感受，而后由肾承受。前者多伤及心神，后者则多伤肾气。肾是控制大小便的，当过度恐惧时，肾的固摄功能变差，就会出现大小便失禁的情况。这就是俗语"吓得屁滚尿流"的中医理据。

我国某地发生过这样一个悲剧。一男子到某工厂玩耍，误入工厂的冷藏车间，被人无意关在里面。他大声喊叫无济于事后，便在车间里闲逛等待。开始他并不介意，也没有感到寒冷。谁知，当他突然看到"冷冻"二字后，顿时感到死亡的威胁。他越想越怕，越怕越冷，蜷缩成一团，最后在惊恐中死去。而实际上，当时车间的冷冻机并没有打开。

内伤脏腑的表现：恐惧不仅伤肾气，还直接损伤肾精，惊伤心神，使诸脏气血失调。可出现精神萎靡、嗜睡、神经衰弱、免疫力紊乱或低下、心悸，极度惊吓甚至出现休克、精神失常。

调养方法：推拿按摩肾经腧穴和关元、气海、命门、肾腧等穴能调补肾精，有效延缓衰老，增强记忆力，提高工作效率，增强心理承受力。

可服中成药：六味地黄丸、金匮肾气丸。

自制金樱子茶：金樱子10克、淮山药20克、五味子10克代茶饮。

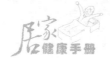

四、如何维护身心健康，应对压力和挫折？

天底下只有三件事：自己的事、别人的事、老天的事。人类的烦恼常常在于忘了自己的事，爱管别人的事，担心老天都管不了的事。幸福源于内心的宁静，打理好自己的事，少去管别人的事，不去操心老天的事。

明白七情与脏腑功能的关系

中医的心理学可以古为今用，解决我们的一些人生难题。中医古籍记载："怒伤肝、喜伤心、忧伤肺、思伤脾、恐伤肾。"人体五脏失调会引起不同的情绪反应，情绪又会影响五脏。中医强调七情和五脏之间的密切关系：喜和心气相通，怒和肝气相通，悲和肺气相通，思和脾气相通，恐和肾气相通，即心主喜，肝主怒，脾主思，肾主恐，肺主悲。

法国里昂的大富翁贾凯顿一生财资甚佳。1882年，法国经济形势发生突变，当他得知自己的全部财产竟贬值为10万法郎时，在绝望中撒手人寰。然而悲剧并没有到此结束，他的外甥，一个穷得响叮当的小伙子，当得知自己成为舅父10万法郎财产继承人时，又因过分兴奋而休克去世。

这个生动的例子警示人们，情绪可以要人命。

心态平和

养心古语有云："善养生者养心，不善养生者养形。善养生者养内，不善养生者养外。"中医养生经典中有名句叫作"恬淡虚无，真气从之"，就是说当一个人心情非常平静的时候，气血就会正常运行。反之，当情绪出现异常变化的时候，气血逆乱，进而生病。

专家提醒：保护身体，我们需要做到不管遇到什么事、什么人不狂喜、不大悲、不嗔怒、不惊、不忧、不恐，不会伤精耗神，就可以达到心理平衡的目的。

勤动脑体不动心

中医心主神学说提倡的调节心理平衡的养生秘诀是"勤动脑体不动心"，脑是用的首领，四肢是用的工具，这些属于用的范畴，不用就会坏。所以脑要经常用，四肢要经常用，心则不要动。但凡健康长寿之人，思维清楚，经常活动。人老腿先老，四肢如果不运动，时间久了功能便开始退化。我们观察到不少患阿尔茨海默病的患者，退休以后他们很少用脑，脑子越不用，记忆力就越差。所以脑和体这两部分一定要用，但是心不能动。中医认为人一"动心"，则"五内俱焚"，实质上"动心"就是情绪波动，五脏六腑会受到不良影响。脏腑气血功能状态长期不平衡，最终会影响人的寿命。对于我们每一个人来讲，喜、怒、忧、思、悲、恐、惊是正常的七情，但是如果在突然间情绪出现很大改变，就是在提示我们，我们的脏腑可能需要加以调整和养护了。

我们讲的勤动脑体不动心，并不是什么事儿都不做，而是要正确地对待人生，选择对自己有益的，丢弃对自己有害的。中国文化提倡人们应舍得，就是要舍去后才能得到，告诫我们，得到了会伴随失去。舍了才会得，舍跟丢不一样，丢是不情愿的，舍是情愿的。所以，人们在一生当中追求财富、事业、健康、家庭时，重要的是选择得与失，要明白能舍才能得的道理，能够正确对待和处理好这两方面的关系，你的心就会非常平和。长寿的秘诀是：放得下一切，不为世事所累。这种心态和境界值得我们每一个人追求。

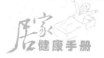

控制欲望

七情六欲是人之常态，情志常常是欲望在人身上的一种反映，当欲望达不到的时候，人的情志就出现波动。孔子说："三十而立，四十而不惑，五十而知天命。"知天命是什么？就是到50岁，人们一旦领悟到了人活一生的真谛，就会心安理得、顺应事物的发展，不会受外物的影响而大喜大悲。随着年龄和阅历的增加，有觉察力的人慢慢地就能做到，这是个人心智成熟和修养形成的过程。《黄帝内经》中有三句话非常重要，第一句话是"虚邪贼风，避之有时"；第二句话是"恬淡虚无，真气从之"；第三句话是"精神内守，病安从来"。如果你的精、气、神处在一种内外协调的平衡状态，疾病就找不着你。真气为人身之至宝，为一生盛衰之本。人自出生后从父母那里获得的那点先天真元，随着年龄的增长而逐渐消耗，如得不到有效的滋养、补充，离衰老和疾病就不远了。因此，喜好修行、养生之士，识得个中奥妙，从"恬淡虚无"处下手，立定根基，使真气渐渐充沛，又何患区区疾病呢？

善于反省、修正自我

要做到良好的心理平衡是比较曲折和漫长的。为什么会遭遇痛苦和挫折？为什么有人一生坎坷不顺？面对压力和困难的人们总是想寻求答案，总是想找到避免痛苦的法宝。通常人们在向外寻求无果后，才会转向自我探索，回归内在。要培养强大的内在自我认同感，具有良好的心理调节能力，首先需要进行艰难的自我探索：首先，要勇敢地面对自己的问题，冷静地面对自我，解剖自我，看清自我；其次，寻求合适的方法和手段，全力释放无谓的恐惧、焦虑、担忧，放下一切，挣脱心灵的束缚，实现身心的突破；第三，

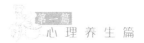
经过内在心灵成长，达到与家庭、社会的关系和谐、身心健康，满足的平衡状态。做自己喜欢的事，走自己该走的路，过快乐幸福的人生。

五、家庭生活形式的变迁

家庭是社会中最古老、最基本的组织形式，家庭制度的变迁受到社会变迁的影响。家庭生活形式的主流——婚姻家庭形式，自第一次工业革命以来就不断受到挑战，离婚率上升在西方国家较为普遍，而后逐步扩大到婚姻和家庭观念很强的东方国家。我国工业化、城市经济的发展，给当代中国家庭的结构与观念带来了巨大的冲击。过去受传统婚姻观念的深刻影响，我国的婚姻家庭关系一直处于比较稳定持久的状态，现在婚姻家庭关系确实发生了较大的变化。

值得我们注意的是，国际上用来衡量婚姻生活质量的指标，主要包括幸福感，即对婚姻的满意程度；婚姻关系的弹性，即夫妻调节婚姻矛盾和冲突的能力；夫妻互动的难易程度，即夫妻之间的沟通和整合状况；婚内性交流的欢愉程度。我国的婚姻生活调查数据显示：中国的婚姻质量并不理想。离婚率上升、婚姻家庭的稳定性下降是目前世界上许多国家和地区的一大趋势。家庭关系趋于松散化，单亲家庭增多，我国离婚总对数从2006年的191.3万上升到2015年的364.14万。

离婚给当事人带来压力，单亲家庭面临的各种压力，如经济、情感、子女教育等问题都突出表现出来。此外，未婚同居、未婚先孕、婚外恋、婚外同居、重婚等并不少见。家庭伦理责任作为维系婚姻的主要纽带也开始松弛。

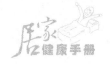

国家民政部数据显示，中国单身男女人数已近2亿，主动选择单身的女性明显增多。独居人口从1990年的6%上升到2013年的14.6%，如今有超过5 800万人选择一个人生活。一名曾经对生活中不婚族做过专门调查的专家表示，理想对象难觅是当今单身者迟迟不走入婚姻殿堂的主因。调查发现，高学历、高收入人群的不婚比例比其他人群要高。几千年来结婚生子、养儿防老的观念被不少现代青年抛弃，他们的心态是怎样的？他们又为何要摆脱传统婚姻？

为什么现在有越来越多的年轻人选择单身？现代青年的婚姻观、价值观都发生了很大变化，他们更看重双方思想的交流和是否有共同语言，不少年轻人认为结婚不是必需的。年轻人对适婚年龄必须结婚的焦虑表现在不同地区、不同的人群中不一样。单身交友俱乐部、酒吧交友、单身旅游团等都是时下流行的。

中国第四次单身潮来临，单身被越来越多的人看作家庭模式的一种。我们应该从社会发展的角度，用宽容、理解的态度看待单身现象。如果我们身为其中一员，也要正确对待它。结婚是常规的生活模式，但是如果实在是没有遇见自己心仪的人，我们也要静下心来想一想，是否一定要在一个限定时间内违心地和一个生活观、价值观不同的人"绑"在一起？也许延后一段时间，通过更多的接触了解，才是对自己和对方负责的态度。被迫单身是无奈之举，而主动单身则是一种主动和把握，表现了独立人格和自主力量。因此，每当听到有人问为什么单身，可反问一句"为什么不能选择单身？"单身是深思熟虑后选择的一种生活。如果一段亲密关系不是自己真正想要的，主动选择单身生活，恰恰说明他能够为自己负责，尊重自我感受，同时也是对另外一个人的真正尊重。习惯了心灵依附的人，就算是生活在婚姻里，也会忧虑，害怕爱情会消失，

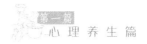
也会觉得孤单寂寞。

现代人类寿命延长，学习、工作占用的时间延长，导致结婚的年龄也相应延后，所以结婚晚，保持单身状态的时间延长是社会发展的必然。一旦了解了单身族增多的原因与社会及环境因素的巨大变迁有关，单身者们的焦虑或悲观情绪会有所减轻。婚姻是一段美好感情的归宿，但爱情不一定成就婚姻。在没有爱恋的对象时，就好好爱自己吧！自己和自己也一样可以谈上一场美好的恋爱。一个心灵独立的人，就算是一直过着一个人的生活，也一样会感受快乐和温暖。因为，所有的温暖都来自自己强大、独立的内心。

第二节　人际关系与沟通技巧

美国著名人际关系学大师、美国现代成人教育之父戴尔·卡耐基强调这样一种观点，即一个人事业上的成功，只有15%是来自他的专业技术，另外85%靠自我心灵成长——良好的人际关系和处世技巧。他的基本哲学思想汲取了行为科学和心理学的新成果，强调人的灵性的成长、人与人之间的沟通与交往，主张宽容他人，才能成为事业成功、家庭幸福、个人快乐的人。

人际关系是人们生活中必须面对的。良好的人际关系带来的是快乐、幸福、舒适和甜蜜，不佳的人际关系带来的是痛苦、悲伤、焦虑、郁闷甚至绝望。把握和处理好人际关系是许多人需要学习的技能。生活中常常遇到与我们不一样的人，学会认识他们，找到与其相处的正确方法，可以避免自己陷入不必要的麻烦和困境。

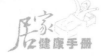

一、如何与你身边的"负面人"打交道？

生活中往往遇到这样一些人，他们说话、做事总是带有否定、消极、负面的倾向，包括负面认知、负面情绪和负面行为，我们称之为"负面人"。

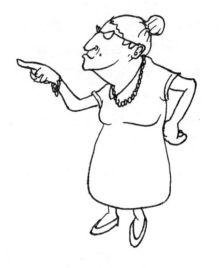

"负面人"有哪些特征呢？

特征一：不管你对他说什么，总会被直接或间接地否定或者贬低一番。他们并非故意惹人生气，只是他们心中对各种事情的认知从来都是从负面着眼。

特征二：他们常不分场合宣泄负面情绪，常常叹气、抱怨或发脾气。负面情绪可指向自己或别人，产生的效果都一样，就是使身边的人觉得很烦心，情绪受打击。

特征三：他们能不做的事情就不做，说得多，做得少；鸡蛋里挑骨头，对做事的人百般挑剔。有的"负面人"特别擅长"非暴力不合作"，即嘴上可能答应得好好的，但就是拖延、推诿、扯皮、借口和失误，且没完没了。有的"负面人"在行动上直接表现为攻击、破坏、制造障碍等。你和他共事感觉很累。特别是在你身心处于低潮时期，很容易对你造成不良影响，陷入生气、郁闷的不良情绪中。如果你也不知不觉接受了这种思维与行为模式，你也可能会成为他的徒弟——第二代"负面人"。朋友们，看一看你周围有"负面人"吗？你是"负面人"吗？

怎样与"负面人"打交道?

认识"负面人",了解"负面人",学会与之相处,可使我们免遭心理伤害。具体该怎么做呢?

首先,坚决不受影响。阻挡负面的思维和行为模式很有必要:当他气急时,告诫自己绝不生气;当他抱怨、愤怒、高喊时,用平静、温和的语调和缓慢的语速回应。记住:不要和他在一个频道上交流沟通!除了我们心态上的调整,还要掌握以下行为技巧。

学会叫停。抱怨、批评是"负面人"有力的杀伤武器。当"负面人"过度占用您的宝贵时间,不停地唠叨"无营养"的废话时,你不需送上倾听的耳朵,这些话对人对己无益处,不听也罢,用一句"不好意思,我还有事要去忙"作为再自然不过的"正当防卫手段"。

学会不争论。"负面人"常善于进行各种争论,不论事情大小。你的反驳不仅引起了他的注意力,还给了他机会展开辩论,"越战越勇"。这种情况下,你可以说"大概你是对的,我会再考虑",然后终止谈话,去做自己想做的事情。

学会不纠缠。当"负面人"找出各种理由来反对你,或者给自己找借口的时候,你有充分的理由和强烈的冲动去驳斥对方,但是这样常常会事与愿违,还可能纠缠不清。你可以简单地说一句"你错了",或者"这事必须在某日前完成"等结论性的话终止,不重要的话少说,否则重要的话会被淹没。

学会反常规。"负面人"善于利用人际间的常规得到好处,适当地违反常规可以有效地对付"负面人"。当"负面人"长篇大论地自怨自艾、推卸责任的时候,不要像往常一样,让自己背黑锅,担责任帮他做事,可以直截了当地告诉他"也许你的工作能力确实

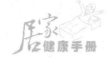
有限"。

学会就事论事。不论"负面人"带有多么强烈的负面情绪和个人攻击的态度，和他讨论问题不要争辩，坚持就事论事，直截了当地表达你的感受和观点，争取最好结果。

保持心理距离。如果你为"负面人"的言行过度烦恼时，你离"负面人"心理上的距离其实已经很近了。可能你接受了他的思维和行为模式，不能全面地看待这个人的优缺点。若试着拉开一点距离，也许你就能发现他身上的优点，甚至可以让"负面人"的意见成为你的资源。当你以尊重的态度对待包括"负面人"在内的所有人时，你的爱心和宽容可以让你真正立于不败之地。

朋友，如果你是"负面人"，应该设法调整自己的心态和行为，因为这种行为模式损人不利己，让自己周围的人都处于负面的心态和沉闷的情绪中，不利于身心健康，不利于人际关系维护，容易使工作受挫。一旦家庭关系受损，会直接影响到夫妻关系、亲子关系，导致家庭不和，也不利于子女的健康成长，自己也失去了幸福生活的基本条件。

二、"好孩子"型的人如何与人相处？

与"负面人"的行为特点基本相反的人，我们称为"好孩子"型的人。你周围有"好孩子"型的人吗？你是"好孩子"型的人吗？

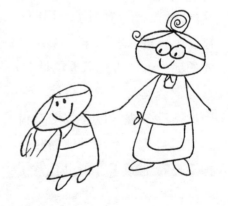

"好孩子"型的人的行为特点是什么？

听话、合作，希望取悦他人；过于努力地让自己向"好"的标准看齐；很少当面否定别人；善于掩饰自己的负面情绪；对别人的要求总是尽量满足，几乎是有求必应。"好孩子"正好是"负面人"的另一极端。

"好孩子"型的人的认知特点是什么？

生气是不对的，不能表现出自己的不满；一定要得到别人的赞美才能证明自己是成功的；尽可能地赞同别人，不对别人的要求说"不"；别人的需要比你的需要更重要；在一个团体中不要太显眼，要尽量和大多数人保持一致；不能骄傲，成功了也要谦虚；不论遇到什么情况，都要乐观进取，想好的方面……

"好孩子"的"好"是建立在他人评价基础上的，以外在为标准的自我价值评价。实际上"好孩子"心理行为模式反映出其内心是非常脆弱的。他们动用很大的心理能量，压抑自己内心中的"负面"情绪，使自己满足"好"的行为标准，长期下去，容易产生各种心理障碍。一旦遇到"负面人"，又不知所措，最受伤害的人往往是"好孩子"。当他们陷入他人的恶意评价、不实的言论和误解时，马上跌入心情的低谷，出现抑郁、焦虑等情绪。

"好孩子"型的人怎样改变自己的行动和理念？

"好孩子"行为模式要修正，才能防止自己出现心理问题。与人融洽相处很重要，但更重要的是与人建立平等、互利、互惠的正常人际关系。

把"自我"的价值而不是他人对自己的评价放在核心位置。

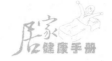

接纳自己内心产生的"负面"想法，并学会用适当的方式表达出来。

自我鼓励，增强自尊心。当有成就、有进步时，不论多么微小，都要自己奖励自己。

多做让自己快乐的事情，多与支持自己的朋友待在一起。

重视自己的需求，学会直接表达自己的感受和需要。

通过自己思维方式的改变来改变现实。当你明白自己不需要完美无缺，不需要满足所有人的需求时，你与别人的互动模式也会随之改变，这样将会让你更加愉快。

心理学家发现，事业上特别成功的人其实往往同时具备"好孩子"和"负面人"两种倾向。在心理学意义上，"好孩子"和"负面人"两种不同的人格倾向适度融合，这样的人既能像最积极上进的人那样努力做好每一件事，也能够像最消极的人那样考虑事情所有的负面因素。他们可以像最善解人意的人那样倾听他人的意见，也能够像最顽固不化的人一样坚持自己认定的目标和方向。恰当运用"好孩子"和"负面人"两种心理行为模式，可使个人成长，事业成功。

三、保持健康心态的法宝有哪些？

有些人生活压力大，遇挫折时选择错误的行动，懒洋洋地生活，作息时间混乱，通过大吃大喝、酩酊大醉来转移压力和逃避现实。这类人的人生观扭曲，抱着人生短暂及时行乐的想法，放纵自己，随心所欲，过得浑浑噩噩，浪费生命中最宝贵的时间。我们身边有些怀才不遇的人和人生大起大落的失意人就这样自甘堕落。毫无疑问，这样的人在其一生中，失败一定会伴随他。如果不自我察

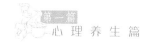
觉，及时改变这样的生活模式，那么，他们一辈子都难以翻身，走出困境。

我们身边还有更多有智慧的人和善于学习、自我反省的人选择了正确的生活方式，挽救了自己，也从此改变了命运。怎样才能察觉自己的人生道路有没有走到弯路上去？

做好三件事

在匆忙的岁月里留一点时间给自己，解放心灵，放弃和远离那些无关紧要的事情，关注自己每一时段重要的和必须做的事情。必须认清，人生最重要的事不会超过三件，把人生发展的大方向看清楚，确定此时期该做的重要事是哪三件，分清排序前三的重要事情，并全力以赴。其他的事，没精力、没时间、没意义的果断放弃，要在千头万绪中把自己解放出来。

常静心

学会独处，安静思考，看清自己的过去、现在与未来。人在独处时，心灵的空间渐渐扩大，而你的力量正是来自这个内在的空间。我们要与自己的心灵对话，看清自己，认识自我，扩大生活空间，重新获得力量，重建自己的生命力。

许多杰出人物非常珍惜与自我对话的机会，因为他们深深懂得这样做对未来的人生是多么重要，正是由于他们常常深刻而又持久地与自我对话，无限扩展了自我生活空间，才会成为人类社会发展和创新意识的伟大领导者和先行者。

自我心灵对话是一个科学的、有着内在逻辑的严密过程，绝不仅仅是一种简单的自我心灵回归。要学会扩大心灵的空间，在这个过程中，你会惊讶地发现一个全新的自我，而这个全新的自我会带

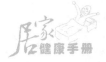
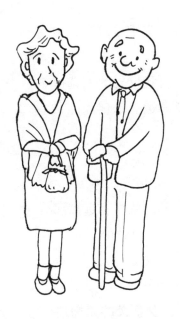

给你全新的未来。

保持良好心理状态的方法

开怀笑。欢笑是消除压力和负面情绪的好方法。"笑一笑，十年少"，每天笑一笑，青春永不老；笑口常开，健康常在。

多倾诉。缓解压力可以向朋友倾诉，同时，也要耐心倾听朋友说话。被人需要、助人为乐是一件惬意的事情。

慢生活。放慢生活节奏，"欲速则不达"，"心急吃不了热豆腐"。

不担忧。尽力做好每件事，不要太看重结果。除了生死之事，没有什么大事。

不着急。沉着冷静地处理各种复杂问题，"谋事在人，成事在天"。

不自责。做错了事，不要一直耿耿于怀，做错事很正常，伟人也会犯错误。

要说"不"。不要怕承认自己能力有限，要学会说"不"，凡事尽力则无憾。

有办法。遇到困难时，坚信凡事都有三个解决方法，"车到山前必有路，船到桥头自然直"。

好暗示。每天入睡时，送自己两句话："我很棒！""我很好！"然后酣然入梦。

四、人生需要像老鹰一样

寓言故事《鹰的重生》讲述老鹰是世界上寿命最长的鸟类，寿命可达70岁。老鹰活到40岁，爪子开始老化，无法强有力的抓住猎物，它的喙变得又长又弯，羽毛又浓又密，飞翔十分吃力。它面临两种困难的选择：要么等死，要么十分痛苦地开始一个自我蜕变的过程。后者需要漫长而痛苦的150天。它必须努力飞到山顶，在悬崖上筑巢。它先用喙击打岩石，直到喙完全脱落，然后静静地等候新的喙长出来。它用新长出的喙把指甲一根一根地拔出来，当新的指甲长出来后，它便把老羽毛一根一根地拔掉。5个月以后，新羽毛长出来了，老鹰开始飞翔，这样的痛苦经历换来30年的生命。

在我们的生命中，有时候我们必须不断做出困难的选择，经历一个自我更新的过程，才能重塑全新的自我。我们必须抛弃旧的习惯、旧的传统模式，才可以像老鹰一样重新飞翔。只要我们愿意放下旧的包袱，学习新的技能，我们就能发挥我们的潜能，创造新的未来！我们需要的是自我革新的勇气与再生的决心。

五、有益的格言

有些生活负担应交到应该交付的地方：将怕忘的事情交给记事本保管，将方方面面的工作交给各个负责的部门，将无法预测的未来交给命运，将今天没解决的问题交给明天，将烦恼交给自生自灭的情绪规律，将没必要背的包袱交给大地，将孩子的成长一定程度上交给孩子自己，将多余的牵挂交给过眼云烟，将难以忍受的内心折磨交给知心朋友，将恋人有关忠贞的允诺交给他本人保管，将自己的作为交给别人评价，将与己无关的万事交给上天，将旅途劳顿

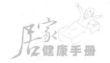

交给洗浴，将疲惫的身心交给随心所欲的休闲，将失去所爱的痛苦交给自然而然的淡化与遗忘，将明天的收获交给今天的耕耘和风雨旱涝。朋友们，按照上面的格言去做吧！一旦我们理顺了生活中的大事、小事、自己的事、别人的事、老天的事，我们就能尽力做好自己的事，明白别人的事由别人负责，接受老天爷安排的事，尽人事，听天命，我们生活中的一切就变得简单、轻松了。

第三节　抑郁症的防治与保健

世界卫生组织曾经指出，三大慢性疾病正在威胁人类的健康，分别是癌症、心脑血管疾病和抑郁症。我国抑郁症发病率为3.59%，有三分之一的人在其一生的某一阶段可能患上抑郁症。当今社会，抑郁情绪成了正常人生活中的一部分，可以说任何人都可能因日常生活中的遭遇而出现抑郁情绪。

一旦抑郁症状持续两周以上，每天或大部分时间都处于抑郁状态，应考虑抑郁症的可能，需要到专科精神卫生中心就诊。

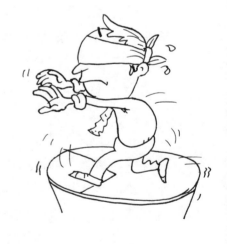

调查显示，我国大概60%以上抑郁症病人并没有及时得到治疗。有30%的患者选择去综合性医院治疗，真正到心理卫生中心或精神病专科医院治疗的只有6%左右。目前全国地市级以上医院对抑郁症的识别率不到20%，即80%的患者被漏诊或误诊。因为很多人认为患心理疾病，如患抑郁症是很丢人的事，非常害怕被人知道，宁可去综合性医院看病，被诊断成胃肠病或是骨关节痛、高血压、更年期综合征，也不愿到专科医院就医。所以，我国的抑郁症预防和治疗工作非常严峻。

一、怎样及时发现早期抑郁症?

你能辨认周围的人有抑郁症状吗?

某男，30岁，当上了主任，却高兴不起来，上任仅仅两个月，体重减轻了 7 千克，言行中夹杂着急躁与心烦，原本对他来说很轻松的事变得难以决断，动不动就大发脾气。回到家里更是烦躁不安，把家人弄得无所适从。夜里难以入睡，周身不适，不想上班，甚至频频出现"活着没意思"的念头，初期尚努力控制，试图调整，但终不奏效。

某女，29岁，活泼开朗、漂亮，被人称为医院的形象代表。近来，明显感觉乏力，工作不能专心，跟别人说话也是勉强应付，强装笑脸，实在撑不下去后就请假。在家里几乎都躺在床上。个人卫生也懒得打理，整天一脸愁云，觉得生活毫无意义。她告诉家人："我不行，什么也干不成，我成了废物，还不如死掉算了。"

以上这两位均患有抑郁症。前者属于激越型，后者属于抑郁型。

抑郁症如何诊断呢?

生活中人们往往意识不到身边的人得了抑郁症，甚至自己也不知不觉变得抑郁起来。我们所能察觉的表现是，心情不太好，睡眠差，提不起精神等。或

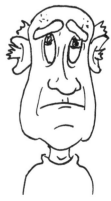

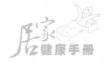

许从这时候起，抑郁的问题开始显山露水，抑郁是从情绪低落开始的。

抑郁症的基本表现是懒、呆、变、忧、虑。

懒：浑身乏力，做事提不起精神，对任何事都无心思、无兴趣。

呆：行动迟缓，记忆力衰退，大脑反应迟钝，思维能力下降。

变：性情大变，与之前判若两人。

忧：意志消沉，无缘无故感到沮丧。

虑：焦躁不安，胡思乱想，对生命价值产生怀疑。

抑郁症的生理变化主要有胃口不好、体重下降、失眠或睡眠过度、身体不适，如腰酸背痛等。

核心表现为情绪低落、兴趣下降、乐趣丧失，疲劳乏力、动力缺乏，还常伴有烦躁焦虑、周身不适。失眠早醒是最显著的特征，还有嗜睡、消瘦、自责，最危险的症状是有自杀念头甚至自杀行为。

专家提醒：抑郁症常以各种躯体不适为主要症状表现出来，因而常被误诊为各种各样的"神经官能症"，如久治不愈的胃肠神经官能症、心脏神经官能症、神经衰弱、无原因的顽固性疼痛等。

部分抑郁症患者隐藏自己的情绪，甚至可表现为开朗、爱笑的外向特征。秋冬季抑郁症有上升的趋势，日照不足可加重。

抑郁症自杀率明显高于其他精神疾病，40%～70%的抑郁症患者有自杀念头，其中有15%的患者自杀身亡。

诊断抑郁症的六条表现：

无趣感，兴趣减退（娱乐爱好）甚至丧失。

无望感，对未来丧失信心。

无助感，痛苦，说不出，不愿就医，觉得外界无法帮助他，好像掉入无底洞，无法把握明天。

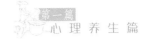
无用感，自我评价下降，低估自己的能力。

无力感，活力丧失，精神崩塌。

无价值感，觉得活下去毫无意义。

上述六条中明显存在一条则要考虑是否患上了抑郁症。

二、哪一类人容易患上抑郁症？

抑郁症是一种常见的严重疾病，它可以出现在任何年龄阶段。在我国约超过9 000万人患有不同程度的抑郁症。精神与心理疾患早已超过心血管病，居各种病症的发病率之首。世界范围内抑郁症发病势头上升。据世界卫生组织估计，全球现有抑郁症患者超过3.5亿，青少年较多见，青春期是高峰，在成年期平稳，到老年期又达发病高峰。女性患病率约为男性的两倍。

儿童及青少年

我国儿童及青少年面临抑郁症威胁，目前约有20%的儿童出现抑郁症状，其中4%为临床抑郁，即需要接受临床治疗的重症抑郁。儿童抑郁与家长对子女的溺爱和高期望值有关，父母消极情绪的强烈程度与孩子出现行为异常问题呈正比关系。要防止孩子出现心理或行为上的异常问题，父母首先要学会如何控制和改善自己的情绪。

澳大利亚专家莫尼卡·屈斯克利博士开展了中澳儿童自制力观察的实验，结论是：中国儿童自制力不容乐观。具体试验内容是在受试儿童面前放两盘巧克力，一盘多一盘少。忍耐15分钟，你就可以吃到多的那盘，反之则只能得到少的那盘。在参加该试验的上百名3～4岁的中国儿童中，超过80%只忍耐了几分钟就按铃呼唤试验人员要求得到巧克力，只有20%的中国孩子选择等待，而66%的澳

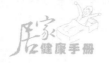

大利亚孩子都得到了多的那盘巧克力。

女性

女性受抑郁症困扰的人群是男性的两倍。全世界大约每八位女性中就有一位在一生的某个阶段会遭受抑郁症困扰。好发的原因主要包括遗传因素使女性患抑郁症的可能性增加。科学家发现和抑郁症有关的基因突变只出现在女性身上。在生活中，女性更容易紧张，更容易遭受某些特殊伤害事件，如被性侵、性虐待、家庭暴力等。经前期紊乱使2%～10%的女性患有月经前焦虑症。妊娠、产后也是抑郁症多发时期，10%～15%的母亲在生育后头六个月患有抑郁症，在妊娠期间患抑郁症的女性比例更高。中年女性更年期的激素水平紊乱，也是抑郁症好发的原因之一。

老年人

老年人群的抑郁症有什么不同？我国老年抑郁症发病率逐年增高，目前约有1 000万人。其中10%～20%为重症抑郁症，90%以上的患者没有得到及时、正规的治疗。抑郁症已经成为威胁老年人群健康的杀手。55岁以上中老年人中罹患抑郁症的比例可高达10%～15%，其中有的患者症状十分严重甚至多次轻生，老年抑郁症患者的死亡率高达30%。老年女性罹患抑郁症的比例达25%，比老年男性高出许多。

老年抑郁症患者发病时，可表现为原因不明且持续两周以上的情绪低落和沮丧，情绪一落千丈，坠入谷底，对生活、工作和以前的业余爱好均不感兴趣。还可能出现比年轻患者更多也更严重的躯体症状。

严重失眠。原本睡眠良好的老人突然难以入眠，虽可入睡但醒得过早，或入睡了却又自感未入睡（即所谓的"睡眠感丧失"），服用抗神经衰弱症的药物也毫无效果。

便秘。原本排便正常的老人会变得排便困难，严重者一周不排便，同时还会伴以各种消化道症状，如食欲大减，甚至完全不思饮食，有的还出现腹胀、口臭等症状。

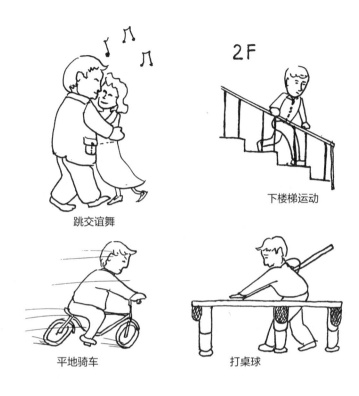

跳交谊舞

下楼梯运动

平地骑车

打桌球

心血管异常症状。老年抑郁症患者常有血压升高、心率加快或某些冠心病症状。

莫名疼痛。不明原因的各种疼痛，如头痛、胸痛、腰背痛、关节痛等以疼痛为主的症状，患者常说不准具体部位，服止痛药也无济于事，但服用抗抑郁药疼痛常能缓解甚至消失。

要注意的是，上述精神症状和躯体症状可周期性发作，时重时轻，一般来说，上午较重，晚上减轻。随病情的发展，患者症状会越来越明显，具体表现为产生强烈的孤独感和沮丧感，记忆力、判断力、决断力和学习能力大大下降，爱哭泣，不愿见人，还产生越来越强烈的自杀企图，甚至开始实施轻生计划，最后极可能酿成严重后果。

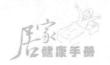

老年抑郁症患者大多性格内向，发病前就不爱交际，发病后不易引起家人、同事、朋友的注意或受到误解，未及时诊治则治疗效果不佳。和睦、温暖的家庭和交际圈本身就是一剂良药，可帮助患者渡过灰色的抑郁期。缺乏独立自主能力是老年人的一个特殊问题，尤其是当他们身体不佳不得不依赖于他人的时候。在这种情况下，亲属及社区医护人员应鼓励和协助他们恢复独立自主的能力，提升自信，这可能是帮助他们预防抑郁的最佳办法。

抑郁症的高危老年人群：有长期各种慢性疼痛又检查不出问题的，如糖尿病、心血管病、胃肠疾病，行动困难、瘫痪的人，难以解释身体出现各种症状的人，反复求医的人，以及有心理社会应激刺激事件的人。

抑郁症高发的职业工种

在医院从事临床工作的医护人员、大中小学校的教师和公安警务人员，这些人群是抑郁症多发的职业群体。调查显示，医生、教师和警务人员大多属于高付出性工作，即具有高情感、高脑力以及高体力付出的工作特点；这些行业，社会公众期望值高、工作负荷大，而且有不少工作的风险性较大。另外，生活、工作、经济不稳定，居无定所，远离家乡，孤身到外地工作，缺乏家庭、朋友的支持关心的人也容易遭受抑郁症的侵害。

三、患了抑郁症应该怎么治疗？

治疗原则

必须看精神科医生或者心理专科医生，严格遵照医生的处方及早进行治疗。

个体化治疗

个体化治疗应因人而异，根据患者病情轻重选择服用药物、心理治疗、工娱治疗或无抽搐电休克等治疗。

药物剂量

药物剂量应逐步递增，尽可能采用最小有效量，使不良反应减至最低，以提高服药依从性。

足量足疗程治疗

对患者应实施足量足疗程治疗，切记一些重型和复发的患者有自杀意图的尽量不要太早停药。

用药

尽可能单一用药，如疗效不佳可考虑换药治疗或联合治疗，但需要注意药物相互作用。

治疗前

应告知家属及患者本人。

治疗期间

密切观察患者的病情变化和不良反应，并及时处理。

联合心理治疗

联合心理治疗可以增加疗效。

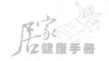

其他躯体疾病

积极治疗与抑郁症同时存在的其他躯体疾病。

常用治疗方法

心理治疗

适宜用于病情初期、轻型患者，如心理支持性疗法、认知行为疗法、人际关系心理疗法、婚姻和家庭治疗、精神动力学治疗等。对有明显心理社会因素作用的抑郁发作患者，在药物治疗的同时必须强化心理辅助治疗。认知行为疗法对抑郁发作的疗效已经得到公认。

药物治疗

较严重的患者可在心理治疗的基础上采用药物治疗。常用的药物有三环类抗抑郁药（如丙咪嗪、阿米替林等）、单胺氧化酶抑制剂（如异丙肼、吗氯贝胺等）、选择性5-羟色胺再摄取抑制剂（如氟西汀、舍曲林等）。现在新型的抗抑郁药物有文拉法辛胶囊、萘法唑酮、米氮平片。这些抗抑郁药的疗效大致相近，但是不良反应却有明显差别。如三环类和单胺氧化酶抑制剂有较多的不良反应，对心脏和肝脏的影响比较大，药物必须在心理或精神科医生的指导下使用。老年人由于常伴有躯体疾病，因此不但要从解除老年人躯体疾病入手，还要关心他们由孤独、寂寞等引出的情绪问题，请子女多多陪伴。用药要谨慎，身体健康的老年人可用抗抑郁药物较多，其中选择性5-羟色胺再摄取抑制剂的安全性和疗效肯定、不良

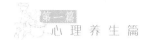

反应。如果抗抑郁药效果不好，可以考虑用无抽搐电休克治疗。焦虑严重的病人可以合用抗焦虑药物。

物理治疗

有严重消极情绪和自杀企图的患者和抗抑郁药治疗无效的患者可采用改良电抽搐治疗（MECT）。电抽搐治疗后仍需用药物维持。

近年来出现了新的物理治疗手段，有重复经颅磁刺激（rTMS）治疗，主要适用于轻中度的抑郁发作。中医针灸对轻度抑郁症有效。

特殊治疗方法

雌激素补充治疗。该治疗方法适合更年期抑郁症患者，或作为增效剂辅助治疗。

强光疗法。该治疗法常用于治疗孕期和产后抑郁症。每次60分钟、连续10周以上强光照射。此方法最适合怀孕期和哺乳期的女性以及对药物不能耐受或疗效不好的患者。因抗抑郁药物会对胎儿或者是乳儿的生长和发育产生不良影响，建议带患者去阳光明媚的地方接受阳光浴，这也是一种推荐的治疗方法。

四、怎样预防抑郁症或防止抑郁症再发作？

注意睡眠、饮食

我们不可忽视那些有可能导致情绪低落的基本生理因素。如果睡眠不佳，食欲不振，听任自己处于不良的生理状态，日常活动耗尽了精力，很快就会出现情绪的变化。失眠常常是情绪低落之后伴

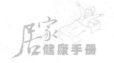
随的一种症状。在抑郁症发作期间，患者很难对失眠采取什么有效对策。因此在情绪较好的时候，为避免抑郁症发生应该养成良好的睡眠习惯。

限制酒精饮料

对于易发抑郁症的人，酒精能暂时使其逃避问题和烦恼。由酒精而激发的那点轻松感和自信是很短暂的，人们所要面对的问题仍然在暗中蔓延滋生，最终必将爆发出来，带来更深的抑郁，将比以往任何一次更加难以对付。

避免过度节食

过度节食会产生心情烦躁、疲倦、虚弱等症状。女性普遍希望自己的体重得到控制、体形苗条，常常过度控制饮食，把自信心和体型、外貌乃至节食过于紧密地联系在一起。

适量运动

运动是预防抑郁症的最好方法。它不仅能防止抑郁症的发作，又有助于增强体能，增加食欲，改善情绪，提升大脑兴奋度，短时间内减轻抑郁症状。

接纳自己

将欢乐带入生活中，抑郁常导致自尊心下降甚至自暴自弃。一般而言，易患抑郁症的人比较善良，体贴他人，是利他主义者，却往往过低评价自己，总是把别人的需要放在第一位。如有许多父母就是这样，把儿女的需要放在自己的需要之上，从不给自己留下一点时间和空间。不会善待自己，最后往往付出一切之后得不到回报。到头来培

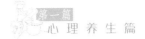

养了不懂感恩的子女，自己也成了抑郁症患者。朋友们，即使现在你觉得没有资格享受欢乐，至少应该做喜欢的事情，无论工作怎么忙，也必须找时间让自己轻松一下。眼前的欢乐能帮助你预防未来的抑郁，将欢乐带进生活是维护良好心境的基本策略之一。

不要孤注一掷

人们对待人生，应该像蜘蛛结网一样，四面八方牵拉蛛丝，即使有一两根丝线断裂也不会坠落。我们要学习蜘蛛的抗风险智慧，千万不要将生活的重心都绑定在某一件事情或者某一个人身上，否则，一旦出现突发事件，失去了生活中的这个重心，那生活肯定会崩塌，心理崩溃。知道世上没有一帆风顺的事情，人世间的一切都会向自然界一样经历人生的春、夏、秋、冬。此外，我们要记住，人和自然界的一切事物一样是随时会改变的，每个人都会遇到工作、感情、健康等不顺的情况。如夫妻、恋人发生矛盾，或个人愿望得不到满足，或生活中充满各种困难和问题。情绪抑郁的朋友可以回顾一下，你的情绪是不是常常与你很在意的某事紧密相连？当你的恋人不理你时，你就觉得天要塌下来了？或者是工作不顺利的时候就吃不下饭、睡不着觉，情绪一落千丈？如果你的抑郁过程确实与你生活中某一个方面有密切的关系，就表明你很可能是孤注一掷了，你没有蜘蛛的"智慧"和抗风险能力，恋人或者工作成了你生活的核心对你来说不好，需要改变。

为了避免我们对某一方面产生过度的依赖性，最好是把生活的多个方面，如朋友、家庭、工作、爱好和兴趣做合理的兼顾和关注，建立家庭内和家庭外不同的人际关系，培养一些有益的爱好，交往一些志同道合的朋友。这些都能增强你的自尊和自信心。当我们生活的某一个方面出现不顺的时候，可以从其他方面获得安慰和

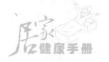

支持。一些年轻人谈恋爱时，把对方看作是自己生活的全部；一些感情深厚的老夫妻，把对方看成是自己的眼珠子和拐杖，离不得，就如同爱情歌曲所唱的"你是我生命中的灯塔""没有你，我的生命就失去意义"，一旦对方离开或逝去，这类年轻人或丧偶的老年人常常痛不欲生，寻死觅活，精神失常，甚至自杀。这样的悲剧，在我们身边时有发生。

建立可靠的人际关系

当发生什么不利事件时，有几个可以完全信赖的人，是防止抑郁的重要保证之一。如果你还没有这么亲密的可以依靠的人际关系，你目前的朋友也不能提供感情支持和帮助，你就应该想办法从现在开始建立这样的支持关系。

建立可靠的人际关系需要时间，付出努力。虽然开始有点困难，但要记住：只要有心坚持，以人为善，主动关心他人，在人生的任何阶段都可以遇到志同道合的朋友，建立这样的关系。

五、哪些食物有助于减轻抑郁症症状？

对于轻度抑郁症治疗，适当饮食可起到一定的辅助治疗作用，是促进患者早日康复的良好基础。专家指出，合理、营养的饮食调养措施，不仅可以增强抑郁症患者的身体机能，而且能够有效地缓解抑郁症的一些不适症状，增强患者的治疗信心。下面我们就来看看轻度抑郁症患者宜吃哪些食物。

多吃富含色氨酸的食物

抑郁症严重困扰患者的生活和工作，约有15%的抑郁症患者死于自杀。研究证实，人体必需的一种氨基酸，色氨酸的代谢产物——5-羟色胺与抑郁症有关。通过提高血液中5-羟色胺的浓度，可以改善抑郁症患者的症状。提高5-羟色胺的水平可多吃含色氨酸丰富的食物。色氨酸是一种氨基酸，是合成蛋白质的物质，其功能之一就是转化为5-羟色胺。富含色氨酸的食物有肉、鱼、蛋、奶酪、牛奶、酸奶、坚果以及豌豆、大豆、小扁豆等。火鸡、松软干酪、雉鸡和鹌鹑是特别好的5-羟色胺来源。此外，可可是促进5-羟色胺生成的重要食物，因此巧克力是人们振奋精神的首选。除富含色氨酸的食品外，碳水化合物，如全麦面包、糙米、全麦意大利实心面和意大利面条、带皮烤的马铃薯和燕麦粥，也有助于促使色氨酸转化为5-羟色胺。脂肪、油、糖和酒不含色氨酸，应少吃。

多吃果蔬

可多吃橙色食物，最常见的橙色食物有胡萝卜、杧果、橘子、南瓜、红薯等，它们含有丰富的胡萝卜素。香蕉、蓝莓、葡萄、树莓、苹果，也可以减少忧郁情绪，让人的心情好起来。

多吃海洋类食物

抑郁症患者病前一般都承受较大的工作和社会压力，出现精神抑郁后，他们在工作上力不从心，思维时常出现短暂空白，致使出现语言不流畅、反应迟缓等现象。所以多吃海鲜可改善抑郁情绪，海鲜中所含的Omega-3脂肪酸能产生类似抗抑郁药的作用，减轻焦虑心理。美国学者曾经对精神障碍患者进行研究，结果发现患者在

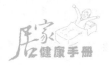

添加服用鱼油胶囊后，抑郁症复发的间隔时间比单服常规抗抑郁药物的患者明显延长。

多吃富含微量元素的食物

含微量元素硒、锌、铜丰富的食物能让人精神愉快，它们对抑郁症患者效果十分显著。含锌量高的食物有牡蛎、动物内脏、奶制品。含铜量高的食物有乌贼、虾、羊肉、蘑菇等。含硒丰富的食物有干果、鸡肉、海鲜、谷类等。

研究显示，全世界居住在海边的人都比较快乐和健康。鱼油中的Omega-3脂肪酸有抗忧郁的作用，能使人的心理焦虑减轻。

香蕉含有一种可以振奋精神和提高信心的物质，是色氨酸和维生素B_6的主要来源，可以帮助大脑制造血清素，减少忧郁情绪。

葡萄柚有浓郁的香味，可以净化繁杂的思绪，提神醒脑。葡萄柚所含的大量维生素C，可增强身体抵抗力，也可以抗压。维生素C是制造多巴胺、肾上腺素的重要原料。

菠菜含有大量铁元素，更有人体所需的叶酸。缺乏叶酸可能会导致精神疾病，包括抑郁症和阿尔茨海默病（早老性痴呆）等。那些无法摄取足够叶酸的人，在五个月后，表现为无法入睡，并出现健忘和焦虑等症状。研究人员推论，缺乏叶酸会导致脑中的血清素减少，造成抑郁。

樱桃中有花青素，可以减少炎症反应。吃20粒樱桃比吃阿司匹林更有效。长期面对电脑工作的人会有头痛、肌肉酸痛等毛病，也可以吃樱桃来改善状况。

德国开展了一项针对大蒜对胆固醇功效的研究。研究人员从病人回答的问卷中发现，他们吃了大蒜之后，感觉不太疲倦、不焦虑、不易发怒。

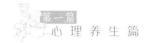

南瓜能给人带来好心情，因为富含维生素B_6和铁、锌、钙、钾等微量元素，能促进造血，清除铅、汞及放射性元素，有降血糖，参与维生素B_{12}合成，改善情绪的作用。

有经前症状的妇女服用1 000毫克的钙片，三个月后，四分之三的人都变得不太紧张、暴躁或焦虑。低脂或脱脂牛奶是钙的最佳来源。

英国心理学家给接受试验者吃了100微克的硒之后，受试者普遍反映精神很好。硒的丰富来源有鸡肉、海鲜、全谷类等。

全麦面包、苏打饼干、复合型的碳水化合物含有微量矿物质，能提高人的情绪，其作用类似抗抑郁药物。

六、抑郁症患者的日常生活需要注意哪些事项?

日常保健

中医认为抑郁症初病在气，久病及血，故气滞血瘀的症候在临床上十分多见。抑郁症日久不愈，往往损及脾、肾，造成阳气不振、精神衰退症候。预防抑郁症要做到以下几点。

按时作息。早睡早起很关键，吃好一顿营养丰富的早餐也很重要。原因不明、长达数周甚至数月的失眠，可能是抑郁症的重要信号。

不宜整日持续工作。除中午外，早上10点，下午3点宜放下工作，喝杯茶，休息片刻。每日加班不宜超过两小时，否则会导致慢性疲劳，日子一长，便容易患上抑郁症。

应多吃些疏肝理气和清淡的食物。中医食疗理论认为，抑郁多半是肝气郁结。多吃疏肝理气的食物有利于调整不良情绪。例如，春季是百合上市的季节，可以选择西芹素炒百合，也可以用西芹、

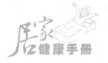

百合和黑木耳、甜菜椒等做成凉拌菜。可以用小米和枸杞子煲粥，放冰糖调味，也可以用黑米、碎玉米和大米煲粥。此外，忌吃辛辣及油煎炸烤等刺激性食物。

运动预防。第一是慢跑。有研究证明，人在跑步时，大脑会大量分泌内啡肽，也被称为快乐激素或者年轻激素。它能让人产生欢乐、愉快、满足的感觉，可以帮助人排遣压力和忧郁情绪。跑步的时间以傍晚为宜，至少每分钟120步，每周不少于3次，每次持续跑步30~50分钟。第二是跳绳。一方面跳绳能增强人体的协调性，另一方面在跳绳过程中，头部需要上下快速移动，能有效加强前庭功能。这些都能产生良好的心理感受，提高自信心。跳绳速度为每分钟30~60次，隔天一次，每次持续10分钟。第三是散步。尽量选择优美、安静的环境，改善心肺功能，提高摄氧量，令人愉快。开始时应坚持每天步行1 500米，并力争在15分钟内走完；以后逐渐加大散步距离，直到45分钟走完4 500米。凡是健康的人都应该多做运动，这样才能远离疾病，远离抑郁症。

人们对幸福生活的感受就像一个人在健康时候的呼吸，会认为这是天下最自然的事情，没有多少感觉。忽然有一天，肺部出现问题了，呼吸困难，气紧憋闷，才明白能够自由呼吸是多么幸福的事情。同样，当一个人繁忙地四处奔走时，常常会觉得这样工作很累、很烦，忽然有一天他被困在病床上，才会无限向往并回忆起那些自由忙碌奔波的日子是多么幸福。我们在生命中享受健康、自由、亲情，包括工作和创造，这些都是极大的幸福。但人们拥有它们时，并不知道珍惜，恰恰是在它屡屡被破坏之后，才意识到并悔之晚矣！我们要珍惜平安度过的每一天，平安就是最大的幸福。

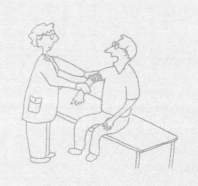

第二篇　疾病防治篇

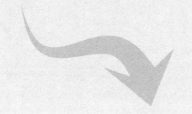

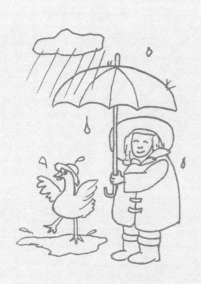

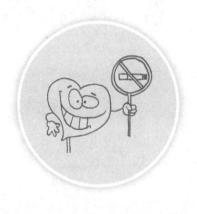

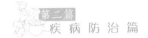

第一节　咽喉炎的自我疗法

　　咽喉炎是最常见的疾病之一，分为急性咽喉炎和慢性咽喉炎两种。急性咽喉炎主要是由病毒、细菌引起的，冬、春季最为多见。慢性咽喉炎主要是因急性咽喉炎治疗不彻底，反复发作引起的，治疗后常复发，让人烦恼。下面介绍慢性咽喉炎的自我疗法。

一、简单的物理治疗方法

　　舌根运动法治疗咽喉炎。咽喉炎发作时咽喉肿痛、燥痒，吞咽有异物感，采取舌根运动法可收到良好的疗效。方法：闭口，舌尖抵牙齿，正转18次，反转18次，然后将口中津液分三次咽下，早晚坚持各做一次。

　　按摩治疗咽喉炎。按摩方法：每天早起后，在左手掌心涂上3～4滴风油精，顺时针方向按摩咽喉部位20～30次（图2-1）。

　　点压左手无名指尖治疗咽喉炎。具体手法：用右手拇指和食指直接有节奏地点压左手

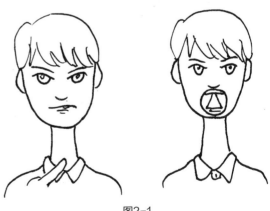

图2-1

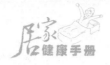

无名指尖，每次点压10～15分钟，坚持每日三次，饭前点压。

二、治疗咽喉炎的常用食疗方

红枣、浓茶汁调蜂蜜。用火将5枚红枣的皮烤焦，冲入白糖水饮服；取适量茶叶用纱布包好，用沸水泡成浓茶汁，再加入适量蜂蜜调匀，每隔30分钟漱口一次，缓缓吞下，连用多次。

食用核桃仁。取核桃10枚，去硬壳，不去衣，分早晚两次服用。15天为一个疗程。核桃仁具有消炎、润肺、化痰、止咳等功效。此法可缓解咽喉肿痛、咳嗽等症状。

西瓜皮。西瓜吃完，瓜皮别丢弃。取瓜皮250克，加入两大碗水，熬至一大碗，加入少许冰糖，冷却后饮之，可缓解咽喉肿痛。

菊花茶。鲜菊花、鲜茶叶各30克，剪碎，共捣取汁，用凉开水40毫升冲泡即可。如为干品则各取15克，煎汤代茶。每日一剂，不拘时饮用。菊花茶具有清热利咽、消肿止痛的作用。

麦莲冰糖饮。麦冬、白莲子各15克，冰糖适量，加水同煲后代茶饮用。有滋阴益肾、生津止渴之功效。

无花果煲冰糖。无花果25克，冰糖适量，加水煲之饮用，每日一次。有益气生津，润肺化痰之效。

鸭蛋葱花汤。用鲜鸭蛋1～2只去壳，青葱4～5根切碎加水同煮，饴糖调味，吃蛋喝汤，每日一次。有滋阴清热、止咳化痰等功效。

百合煲香蕉。百合20克，香蕉2～3只去皮，冰糖适量，加水同煲，每日服食一次。有清热解毒、润肺止咳等功效。

其他食疗方：
丝瓜：鲜丝瓜4根，切块捣烂去渣取汁，一次炖服。

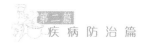
花生：花生米去皮，开水炖服。用于治疗声音嘶哑或失声。

白萝卜：白萝卜1个、香果3个，水煎后加适量白糖，代茶饮，每日2次。

海带：海带400克，洗净切丝，水煎后捞出，用白糖200克腌制一天后食之，每次50克，每日两次。用于慢性咽炎，咽部有异物感者。

百合：百合9克、绿豆15克，同煮加适量糖后食用。

红枣：红枣5枚，在火上将皮烤焦，加白糖水喝。

生大蒜：口含生大蒜头，最好挑紫皮独头大蒜，坚持数月。此法对牙痛、声音嘶哑等口腔疾病也有效果。

三、自我保健操

按摩面颊两侧部。对颜面两颊部肌肉和两下颌部肌肉进行按摩。手法：两手掌分别放在两侧面颊部。食指、中指、无名指、小指贴在面颊部，指尖朝向两只耳朵，拇指在下颌角处。然后两手做上下直线式按摩20次，再做旋转式按摩20次（图2-2）。

按摩颈部。对颈部肌肉，主要是两侧颈部的胸锁乳突肌、颏舌骨肌进行按摩。手法：将一手掌（左手或右手）放在颈前，拇指与食指分开，虎口对准喉结，拇指按住一侧颈肌，其他四指按住另一侧颈肌，手指轻轻捏动20次，再做小旋转式按摩20次，然后换另一只手，按前法再做一遍（图2-3）。

按摩喉结部。按摩喉结上侧方的喉上神经部

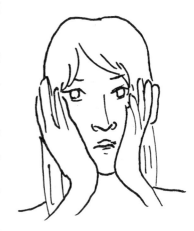

图2-2

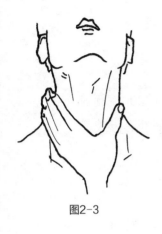

图2-3

位和喉结下侧方的环甲肌所在部位。手法：用左手的拇指和食指，在喉结的两侧上下做小旋转式按摩，每次按摩20次，然后换右手再按摩20次（图2-4）。

左右摇头运动。使颈部肌肉伸长，缓解肌肉的紧张度，牵引声带运动，活动颈椎关节。方法：身体坐位，两腿分开，两手放在膝盖上。头部缓慢地先向左摆动，使下颌尽量接近左侧肩部，然后再缓慢向右摆，使下颌尽量接近右侧肩部，如此左右摆动头部，共做10次。

前后点头运动。活动颈椎关节，同时带动肌肉的伸缩，舒展喉返神经，增进神经兴奋性的传导。方法：头部先缓慢地向后上方抬，待颈脖伸直后，再缓慢地向前下方向低压，动作缓慢，来回做10次。

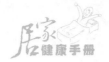

图2-4

按摩颈前凹陷部。胸骨上窝（图2-5），窝内有舌下神经行走，是人体任脉之天突穴的位置，任脉循行线路在头颈部的中线，跨越声带区。手法：右手食指及中指并拢伸直成剑指状，指尖压在颈前凹陷部即胸骨上窝处，抵住气管前壁，做轻柔轮转运动，按摩20次。

图2-5

按摩颈后部。颈后部发际（图2-6），此处为针灸学上重要腧穴哑门和天柱的所在之处，可治疗声嘶。手法：两手掌伸向颈后部，四指并拢，分别附着在后颈部发际边缘

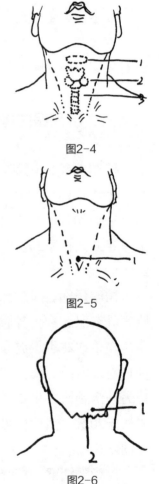

图2-6

处，用两手的食指对此处做旋转式按摩20次。

按摩鼻两侧部。鼻两侧部为面部敏感区，此处的血管、神经很丰富，有好几条重要经络在此处交叉或连接，如手阳明大肠经、足太阳膀胱经。手法：两手掌伸直张开，手指向上，平行置于鼻部两侧，以食指贴近鼻部两侧沟中，然后两手同时从眼内眦向下至鼻孔外侧迎香穴处上下滑动按摩，两食指尖在迎香穴做旋转式按摩，此为一次，按此顺序按摩10次（图2-7）。

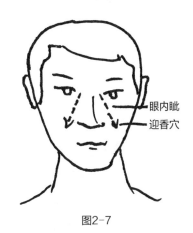

图2-7

按摩虎口穴。手上的虎口穴位于食指和拇指之间，此区域有一个重要的穴位叫作合谷穴，属于手阳明大肠经，循经可达喉部、鼻部，并与全身多条经络连通。手法：用左手食指和拇指，夹住右手的虎口穴，做轮转式按摩20次。然后换手，用同法按摩20次（图2-8）。

深呼吸。深呼吸能使胸廓扩张，肺部膨胀，也是练气的基本功之一。方法：立位或坐位，头部垂直，两眼直视前方，安静片刻，然后做深呼吸，尽量平缓地吸气，使肺充满，停顿屏气10秒钟，然后慢慢呼出，再停顿屏气10秒钟，此为一次呼吸。重复前次动作再吸气，如此做深呼吸10次。

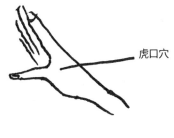

图2-8

第二节　鼻炎的预防

春、秋两季，天气干燥多变，是鼻炎易发之际，很多朋友常年鼻炎复发，给工作、生活带来诸多不便。以下小建议可在一定程度

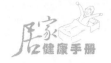

上预防鼻炎。

一、减少不良刺激

避免用手指挖鼻孔。很多人有用手指挖鼻孔的习惯，这个习惯既不雅观，也会给身体健康带来不利影响。反复挖鼻孔可使鼻毛脱落、黏膜损伤、血管破裂而引起出血，易患感冒、鼻腔感染和鼻窦炎等。

不随便剪鼻毛。有些人觉得鼻毛影响形象，喜欢把它剪掉，这是不对的。鼻毛是净化吸入空气的第一道防线，有阻挡异物和灰尘颗粒进入鼻腔和气道的重要作用，不能随便剪去，否则会削弱鼻腔防御机能，增加鼻腔感染的机会。

避免气味刺激。灰尘、化学有害气体或特殊气味的刺激会影响鼻黏膜的功能，使嗅觉发生障碍，也可诱发鼻炎。建议少去空气浑浊、污染严重的地方，必要时可戴上口罩，加强防护，避免或减少尘埃、花粉等引起的刺激。

减少寒冷、干燥空气的刺激。鼻腔的温度一般在32℃左右，空气过冷会对鼻黏膜的功能有刺激，过分干燥的空气又使鼻子的排尘运动受到限制，抗菌能力降低。秋冬季节，出门在外可以戴上口罩，居家时建议适当增加室内湿度，经常开窗换气，保持空气的湿润和新鲜，减少不良刺激。

二、饮食注意事项

少吃刺激性食物。烤、炒等烹调方式做出的食物容易上火，辣椒、生姜、蒜属于刺激性食物，油条、烧饼以及饼干、快餐面等要少吃。

少吃寒凉食物。中医认为鼻炎患者多属虚寒体质，寒凉最易损伤肺、脾阳气，加重虚寒症状，同时寒凉食物可能造成呼吸道过敏反应加强，诱发过敏性鼻炎。

蔬菜、水果要清洗干净。蔬菜、水果未清洗干净，其农药残留物在人体的氧化代谢过程中易产生过氧化物及自由基，造成免疫系统平衡失调，增加发生过敏反应的机会。

少吃可引起过敏性鼻炎的食物。可引起过敏性鼻炎发作的食物有牛奶和鸡蛋等蛋白质含量较高的食物，有鳞甲的鱼、蟹、虾、贝等海产类食物，蛙类、鱿鱼等蛋白质含量高且不易消化的食物，蘑菇等真菌类食物以及一些香料。

避免食用有添加剂的加工食品。食品添加剂、食用色素黄色5号及防腐剂亚硫酸盐会引起呼吸道的过敏反应，故过敏体质患者应尽量避免食用有添加剂的加工食品。如精加工的饼干、糕点、饮料等。

三、其他预防手段

寻找并避免接触变应原。寻找个体的致病性变应原，并设法避免接触。

注重调摄，改善体质。注意休息，加强保暖，提高免疫力，服食偏温性食品，逐渐改变虚寒体质，能有效缓解、控制鼻炎的发作。平时可酌情服食补益肺脾、滋补肝肾之品，如人参、黄芪、核桃、百合、松子、黑枣、黑木耳、猪肾、羊肾、鸽肉、韭菜、糯米、胡萝卜、番茄、蜂蜜等。

穴位按摩。先将双手大鱼际摩擦至发热，然后把双手大鱼际放

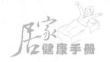
置鼻梁两侧，自鼻根至迎香穴区域上下反复摩擦至局部皮肤发热，或以两手食指置于鼻梁两侧，上下滑动按摩20～30次，使此区域发热，早晚各一次。

坚持冷水洗脸。提倡从春夏季开始用冷水洗脸或冷热水交替洗脸，坚持到秋冬寒冷季节，并适当按摩鼻部，可改善鼻内血液循环，提高抗冷、御寒能力，减少伤风感冒的机会。

提高身体素质。坚持适当运动，可增强耐寒防冻能力，改善体质，平时多吃蔬菜，保持大便通畅，戒烟酒。

第三节　让人咳不停的慢支炎

很多中老年朋友一到季节交替的时候就没日没夜地咳嗽，反复咳痰，很多人以为咳嗽就是感冒复发了。其实，出现这种情况，你要警惕了，很可能患上了恼人的慢性支气管炎（简称"慢支炎"）。让我们一起来了解这种疾病吧。

一、"咳、喘、痰"，烦人的慢支炎

慢性支气管炎是指气管、支气管黏膜及其周围组织的慢性非特异性炎症。临床上以咳嗽、咳痰或伴有喘息为主要症状，简要归纳为"咳、痰、喘"。病情若缓缓进展，常并发慢性阻塞性肺

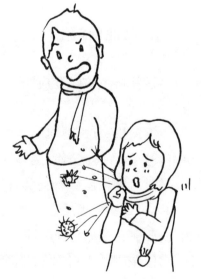

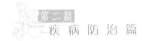

疾病（阻塞性肺气肿），甚至肺动脉高压、肺源性心脏病。它是全世界常见的一种多发病，尤以老年人多见。

慢性支气管炎的病程较长，部分患者发病前有急性支气管炎、流感或肺炎等急性呼吸道病，由于多年反复发作，迁延不愈而发展为本病。主要症状为反复发作的咳嗽、咳痰和气短或伴有喘息。早期时不明显，症状较轻，随着病程进展，因反复呼吸道感染，急性发作愈发频繁，症状亦加重，尤以冬季为甚。慢支炎有以下三种典型症状。

咳嗽：慢性支气管炎初期以晨间咳嗽较重，晨起、睡前常有阵咳发作，并伴咳痰，白天较轻。这是由于支气管黏膜充血、水肿，分泌物积聚于支气管腔内所致，因体位改变，痰液流动，刺激气管引起咳嗽。随着病情发展，间断咳嗽可终年不愈。

咳痰：以晨间排痰尤多，一般为白色黏液性或浆液泡沫性痰液，偶可带血。多系夜间睡眠时咳嗽反射迟钝，气道内痰液堆积，晨间起床后因体位变动引起刺激性排痰。当急性发作伴有细菌感染时，痰量增多，痰液则变为黏稠或脓性。

气短与喘息：病程初期气短多不明显，当病程进展合并阻塞性肺气肿改变时则逐渐出现不同程度的气短，活动后明显。慢性支气管炎合并哮喘或所谓喘息型慢性支气管炎的患者，特别在急性发作时，常出现明显喘息的症状，并常伴有哮鸣音。

慢性支气管炎早期无任何异常体征，或可在肺的下部闻及干、湿啰音，咳嗽排痰后啰音可消失，急性发作期肺部啰音可增多。慢性支气管炎合并哮喘的患者急性发作时可闻及广泛哮鸣音并伴呼气延长。晚期患者因并发慢性阻塞性肺疾病常有肺气肿的体征。

慢支炎在早期并不容易被识别，因此，如果出现反复发作的咳嗽、咳痰、喘息，每年发作时间达到了三个月左右，连续两年发

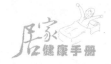
作，就应考虑该病，建议到医院做以下检查，做到早期诊断。

肺功能检查：它是早期诊断气道阻塞性疾病是否有肺功能损害的可靠方法，还能判断病情进展情况、治疗的效果。反复发作严重者阻塞性通气功能障碍的指标会异常。

胸部X线摄影检查：早期无异常，反复发作者可见肺纹理增粗、紊乱，呈网状、条索状或斑点状阴影，以下肺叶为明显。阻塞性肺气肿表现为双肺透光度增加，肺纹理减少，膈肌下降等。

外周血白细胞计数正常，并发细菌感染时可增高，喘息型者则可有嗜酸性粒细胞增多。

痰菌检查：急性加重期入院后治疗效果不好，应做痰涂片革兰染色及细菌培养、药敏试验，指导换用有效的抗生素。

二、为什么身边患慢支炎的朋友越来越多？

有些患者不清楚自己怎么得了这个病，在呼吸道疾病中，慢性支气管炎是常见的多发疾病，对人体的肺功能、心功能影响较大，中晚期患者的生活、活动能力将明显下降，而人们对它的了解也不多，未能及早地预防，导致慢支炎的患病率逐年增高，患者肺功能进行性减退，严重地影响其劳动能力及生活质量。因此，了解有关慢支炎的基本知识，可以及早进行自我调理和预防保健，减少发病机会，延缓心肺功能减退，延年益寿，提高生活质量。

慢性支气管炎多发生于40岁以上的中老年人群，其发病原因复杂，是多种因素综合引起的。第一个主要原因是吸烟，长期吸烟导致气管、支气管上皮细胞损伤、死亡，该细胞带有纤毛结构，是气道重要的运载自净系统，纤毛向口腔方向不停地摆动，把气管内的分泌物、微尘、痰液主动运载到气管，再通过咳嗽咳出，达到清理、自净气管的功能，而吸烟使其逐渐被破坏，平时气管里的分泌物不能依靠纤毛运载自净系统排出；第二个主要原因是呼吸道感染，因为分泌物、异物、痰液留在气管里，导致微生物反复入侵，引起气管内反复发炎、感染；第三个主要原因是环境和大气污染，长期吸入尘埃、工业废气、汽车尾气、厨房油烟，空气中的PM2.5居高不下，增加了气管的损害；尘螨、花粉等生活中的致敏因素增多，使呼吸道更易接触过敏原，进而引发咳嗽、喘息的症状。另外，身体的自身免疫能力也是导致疾病发生的主要原因，稍有不慎，都会引发呼吸道感染、反复的急性支气管炎症紧接着就是慢性支气管炎，难怪身边患上慢支炎的朋友越来越多了。专家提醒：不管您是否患慢支炎，在空气指数不佳的日子出门，要记得戴上口罩，有过敏体质的人们，生活中要避免接触过敏原。在生活中一定要注重自身身体素质的培养，提高自身的免疫能力，合理膳食，合理运动。

气候因素也是患病的原因之一，天气寒冷会使人的毛细血管收缩，影响血液循环，如果老年朋友不能在冬季注意防寒保暖，也可能会导致慢性支气管炎发生。加强保暖，预防呼吸道感染发生非常重要，因为这是该病反复发生的主要诱因。

三、慢支炎难治吗？怎么治疗？

慢性支气管炎患者病程一般较长，对于患者来说，及时对症治疗才可以缓解其症状。患者有全身症状时，要及时控制感染，对症治疗。除了药物疗法，中医治疗慢性支气管炎的效果也是显著的。那么，慢性支气管炎最佳治疗方法有哪些呢？

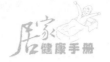

目前临床上治疗慢性支气管炎主要是以药物治疗方式为主，药物治疗方式分为中医、西医以及中西医结合的治疗方式，这其中以中西医结合的治疗方式应用得最为普遍，效果也较为理想。

急性发作期的治疗。原则是以控制感染，祛痰平喘。

解痉平喘：常选用的解痉平喘药物有丙卡特罗（美喘清）、硫酸特布他林片（博利康尼片）等，如支气管有可逆性阻塞者应常规应用支气管舒张剂，如使用溴化异丙阿托品（爱喘乐）、硫酸特布他林气雾剂（博利康尼气雾剂）作为吸入治疗。慢性支气管炎常伴有不同程度的支气管痉挛，采用支气管舒张剂后可改善症状，有利于痰液的清除。

抗菌治疗：一般病例可按常见致病菌为用药依据，可选用磺胺（SMZ）、阿莫西林、氨苄西林、头孢克洛，亦可选用罗红霉素等，抗菌治疗一般为7～10天，反复感染的病例可适当延长，经抗菌治疗3天后，慢性支气管炎病情未见好转者，应根据痰培养及药物敏感试验的结果，选择抗生素。严重感染时应用抗生素静脉滴注。

祛痰止咳：合理使用祛痰药物是慢性支气管炎的重要治疗措施之一。稀释痰液可用盐酸氨溴索、盐酸溴己新片（必嗽平）、复方甘草合剂，鲜竹沥。止咳可用枸橼酸喷托维林片（咳必清）、咳美芬乙基二磺酸盐片（咳美芬）。强镇咳药不宜给予老年人用药。

缓解期的治疗。其原则是戒烟或避免烟雾刺激，增强体质，提高抗病能力，预防复发。可采用气管炎菌苗注射剂，一般在发作季节前开始用药，每周皮下注射1次，剂量自0.1毫升开始，每次递增0.1～0.2毫升，直至0.5～1.0毫升，作为维持量。有效时应坚持使用1～2年。核酪注射液每周肌肉或皮下注射2次，每次2～4毫升；或卡介苗素注射液每周肌肉注射3次，每次1毫升（含卡介苗提取物0.5毫克），在发病季节前用药，可连用3个月，以减少感冒及慢性支气管炎的发作。必思添（Biostim）首次治疗8天，2毫克/天，停服3周；第二次治疗8天，1毫克/天，停服3周；第三次治疗8天，1毫克/天，连续3个月为一疗程。可预防慢性反复呼吸道感染。

加强锻炼，提高免疫功能。慢支炎患者在缓解期要做适当的体育锻炼，以提高机体的免疫功能和心、肺的储备能力。加强体育锻炼，要根据自身体质选择运动项目，如呼吸操、医疗保健操、太极拳、五禽戏、散步等项目适合患病时间较长的人群，游泳、快步走、骑车、慢跑等活动适合患病早期的人群，坚持锻炼能提高机体抗病能力。运动量以无明显气急及过分疲劳为度。

除了依靠加强锻炼控制病情，还可配合使用一些常用的医疗器械，如戴哮喘治疗带，可以调节和改善脏腑的机能，是准字号的医疗器械，它以中医经络针灸理论为基础，采用高科技材料钕铁硼磁体，作用于人体任督二脉、手太阴肺经、手少阴心经以及心腧、肺腧、膻中、大椎等穴位，可达到通调气机、活血化痰、宣肺平喘的目的。

四、如何预防慢支炎的发生？

慢性支气管炎给患者带来很大痛苦，想要远离这个病，应该采取积极的预防措施。其实生活中有很多疾病都与不良的生活习惯相关。丰富健康知识，增强防病意识，这样疾病才能远离我们的生活。

锻炼身体，提高抗病能力。提高人体呼吸道抗病能力的措施主要是"三锻炼"，即通过体育锻炼、耐寒锻炼和呼吸锻炼，达到少发病或不发病的目的。老年人较为适宜的体育锻炼是气功、太极

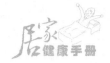

拳、体穴按摩和一些简单的保健操。老年人可根据体力逐渐增加活动量。老年人的耐寒锻炼可从冷水擦洗鼻子开始，逐步过渡到用冷水擦洗脸和颈部。呼吸锻炼主要指腹式呼吸锻炼。

改掉不良的生活习惯。吸烟为慢性支气管炎最主要的发病因素，它不仅会引起支气管痉挛，增加气道阻力，还会加重患者的病情。所以慢支炎患者应该彻底戒烟，戒烟后症状一般会减轻或消失，病情缓解，甚至痊愈。

过敏因素。过敏因素与慢性支气管炎的发病有一定关系。有一些过敏因素会直接导致疾病的产生，加重病情，所以要远离过敏因素。

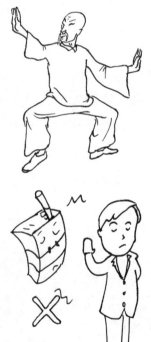

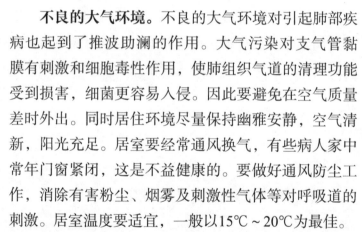

不良的大气环境。不良的大气环境对引起肺部疾病也起到了推波助澜的作用。大气污染对支气管黏膜有刺激和细胞毒性作用，使肺组织气道的清理功能受到损害，细菌更容易入侵。因此要避免在空气质量差时外出。同时居住环境尽量保持幽雅安静，空气清新，阳光充足。居室要经常通风换气，有些病人家中常年门窗紧闭，这是不益健康的。要做好通风防尘工作，消除有害粉尘、烟雾及刺激性气体等对呼吸道的刺激。居室温度要适宜，一般以15℃～20℃为最佳。

积极预防感冒。呼吸道感染不仅会加重慢性支气管炎，也是慢性支气管炎的发病因素。因此，要做好防寒保暖措施，预防感冒。寒冷季节，着衣以保暖为度，但也不可穿得太厚实。衣服过多不利于耐寒锻炼，稍一活动就会出汗，反而容易引起感冒。

坚持家庭氧疗。慢性支气管炎病人，特别是合并有阻塞性肺气肿和肺源性心脏病的病人，都有不同程度的肺通气功能障碍，导致缺氧和二氧化碳潴留，长期坚持氧疗可以改善症状。家庭氧疗可选用氧气筒、氧气袋、小型便携式化学制氧机等，原则为低流量、持续性、长疗程，即流量为1升/分~2升/分，每天吸氧15小时以上，这是一种有效的康复疗法。

要注意调节饮食。应摄入蛋白、高热量、高维生素、易消化、含钾丰富的食物，多饮水，切忌挑食偏食。饮食要清淡，尽量少食辛辣刺激、油腻肥甘和一些易致过敏的食物。

以下是一些简单好做的保健餐，大家不妨试试。

大蒜、食醋各250克，红糖90克。将大蒜去皮捣烂，浸泡在糖醋溶液中，一星期后取其汁服用，每次1汤匙，每日3次。

白萝卜250克洗净切片，冰糖60克，蜂蜜适量，加水适量煮至熟烂，食萝卜饮汤，每日早晚各1次。

白萝卜250克洗净切片，生姜7片，红糖30克，加水适量煎汁服，每日早晚各1次。

红、白萝卜250克洗净切片，加麦芽糖25克放置半天，取其汁液饮服，每日2~3次。

麦芽糖、蜂蜜、大葱汁各适量，熬至熔化后装瓶备用。每次服1茶匙，每日3次。

鸡蛋2只，香油50克，食醋适量。将鸡蛋打散放香油中煮熟，加食醋服用，早晚各1次。

花生米100~150克，加冰糖和水各适量煮至熟烂，食花生米饮汤，每日1~2次。

杏仁15克，反复捣烂加水滤汁，再加蜂蜜1茶匙，用开水冲服用，每日2~3次。

雪梨1个削皮去核，加入贝母粉9克、冰糖30克，隔水蒸熟服用，每日早晚各1次。

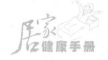

南瓜500克去皮切成小块，红枣15枚，红糖适量，加水适量煮汤服用，每日1～2次。

鲜橙1个，连皮切成4瓣，加冰糖15克，隔水炖半小时，连皮服用，早晚各1个。

冬瓜籽、冬瓜皮各20克，麦冬15克，加水煎汁服用，每日1剂分早晚服用。

甜杏仁10克，细嚼慢咽，每日服用2次，有止咳、化痰、定喘等作用。

雪梨1个挖去果核，填入冰糖适量，隔水蒸熟服用，每日早晚各1个。

芝麻、生姜各50克共捣烂，加水适量煎汁服用，每日1剂。

鲜百合2～3个，洗净捣烂滤汁，用温开水冲服，每日2～3次。

大蒜100克去皮拍碎，猪瘦肉500克洗净切片，加调料炒熟服用。

上面的讲述，希望能帮助大家大致了解慢性支气管炎这种疾病。温馨提示：对于慢性支气管炎患者来说，除了积极配合医生治疗、按时服药，重要的是做好日常生活中的护理工作，这样能够达到最佳的治疗效果。

第四节　哮喘"三分治，七分养"吗?

城市空气污染越来越严重，哮喘发病率一直在缓慢逐年上升。本病半数在幼年期起病，许多人没有重视及时早期接受治疗，进行日常身体的护理保养，长年复发，经久不愈，到中老年阶段常年住院，发展成慢支炎、阻塞性肺气肿、肺心病，失去劳动力和活动能力。哮喘的发病常常呈间歇性的急性发作，一旦患者哮喘急性发

作，很多亲友和家属往往束手无策，
严重哮喘发作时可对患者的生命造成
很大威胁。人们应该对哮喘的预防和
现场处理等健康保健知识重视起来，
把哮喘有效地控制在青少年期，还给
中老年群体一个健康身体，幸福安享
老年生活。

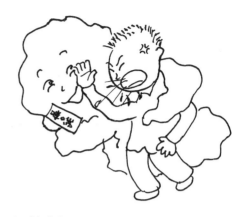

一、中老年人群的哮喘为什么不好控制？

长期吸烟。中老年人吸烟率高，长期吸烟会加重气管的损伤，刺激支气管分泌增多，造成反复感染，并加快阻塞性肺气肿的形成。

其他药物的应用。由于中老年人群常伴有心血管疾病，如缺血性心脏病、心律失常、高血压以及青光眼等，所以使用各种β-受体阻断剂的机会相对较多，这类药可导致支气管平滑肌痉挛，诱发哮喘。

胃食管反流。老年人胃食管反流情况多见，而胃内容物经食管反流呛入气管，是引起支气管哮喘的另一重要因素。

神经调节机制。老年哮喘患者夜间迷走神经兴奋性升高，肺通气下降，故哮喘发作多。

上呼吸道感染多。中老年人群因免疫力功能降低经常发生呼吸道感染，反复病毒感染，可损伤气道上皮细胞，痰液引流受阻，继发细菌感染，可引起支气管哮喘反复发作。

冷空气及运动。老年人细胞内液含量减少，痰液黏稠，摄入营养和能量相对较少，加上肺功能退化，运动耐受能力下降，遇冷空

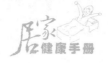

气刺激或运动不当易诱发哮喘。

二、如何判断自己患了哮喘?

哮喘的临床表现在中老年人群中很不典型，患者的病史较长，除喘鸣外，主要表现为咳嗽，痰量较多且较黏稠，但发作性的喘息症状不典型，与其他年龄组的哮喘相比，主要有以下特点。

咳嗽、咳痰、气短及阵发性夜间喘息。调研结果发现，70%老年哮喘患者有气短伴有喘息，未患哮喘的老年人只有11%存在气短伴有喘息，63%的老年性哮喘患者，在发病前就有几十年的咳嗽史。因此，青少年期的间断性咳嗽应引起家长的注意，及时去医院明确诊断，早期治疗。对老年人的咳嗽更应提高警惕，及时诊断和积极治疗是非常重要的。

老年性哮喘的典型症状。哮喘发作前常见的先兆症状有鼻痒、喷嚏、流涕、咳嗽、胸闷等。由于老年人对其不敏感，症状不典型，未能及时就诊，常常延误诊断和治疗的时间。老年性哮喘患者常伴咳嗽及阵发性夜间喘息发作，同时伴有胸闷及胸部紧缩感。由于老年人的全身及呼吸系统的功能退行性病变和神经传导速度减缓，除了对症状的反应迟缓，同时气道反应的刺激阈值也降低，加上基础肺功能储备较差等因素，一旦发病，易导致危重型哮喘甚至呼吸衰竭状态和哮喘猝死。国内研究结果表明，老年性哮喘患者中危重型哮喘的发病概率几乎是非老年组的2~3倍。因此，对于老年性哮喘应提高警惕，及时诊断和积极治疗非常重要。

老年性哮喘的特点。老年性哮喘常年发病，老年患者耐寒能力差，冬春季、秋冬季两个时段发病率明显高于夏季。通常老年哮喘的发作期长，缓解期相对较短。

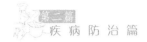
哮喘患者检查有什么异常体征？ 患者喜坐位，呼吸频率增加，肺部听诊可闻及喘鸣音，常见于呼气末期。轻症可以自行缓解，可出现奇脉，心率增快；重症哮喘患者呼吸困难加重，大汗淋漓，胸腹反常活动和发绀，哮鸣音有时反而减轻。缓解期无任何症状及异常体征。

并发症较多。 最常见的并发病是与年龄相关的心脑血管疾病，如冠心病、动脉硬化、高血压和糖尿病等，严重的可发展成高血压性心脏病、心力衰竭和心肺功能不全等，这些并发症使哮喘病的诊断和治疗均较为困难。

与吸烟关系密切。 老年性哮喘有一部分是在长期吸烟的基础上发生的，患者从心理和生理上已经适应了香烟烟雾，长期吸烟导致呼吸道黏膜的理化性损伤，慢性炎症刺激导致气道反应性增高，气道的不可逆损伤使咳嗽、咳痰长期存在，甚至还有部分患者因痰多且黏稠而靠吸烟来刺激排痰。

三、哮喘有哪些并发症？

哮喘是我们在生活中常见的一种呼吸道疾病，患者发病时会出现呼吸困难、胸闷、气促、咳嗽等症状，老年人如果不及时服药或者治疗进行缓解，严重时可导致合并其他疾病，甚至危及生命。

呼吸道和肺部感染。 哮喘的发病原因之一就是上呼吸道受到各种病原微生物感染，侵犯上呼吸道引发哮喘时，整个呼吸道的免疫功能都会受损，患者的下呼吸道和肺部也

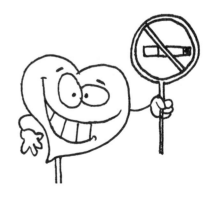

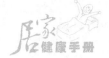

很容易受到感染，所以哮喘患者所处的环境一定要保持空气清洁、通风。

水电解质失衡和酸碱失衡。哮喘发作时，患者会出现喘息和呼吸困难的症状，常导致缺氧，严重时会导致二氧化碳中毒，患者的呼吸功能和肾功能也会受损，从而容易发生水电解质和酸碱失衡。

气胸和纵隔气肿。哮喘患者发病时，气体因为无法呼出，会暂时滞留在肺泡中，当肺泡中积聚了过多的气体，肺内压会急剧上升，导致肺大泡破裂，形成自发性气胸。医院里的医护人员对患者进行机械通气的时候，如果操作不慎也会引发气胸。

呼吸衰竭。患者哮喘严重发作时，如果得不到及时的救治和恢复，就会引发呼吸衰竭。患者呼吸衰竭发生之后，会导致缺氧、酸中毒等严重后果，出现精神症状，甚至昏迷、抽搐、死亡。

器官功能衰竭。患者哮喘发作时会引发缺氧、感染、消化道出血等多种症状。严重时会导致器官功能衰竭，危及生命。

哮喘带来的危害是非常可怕的，猝死是哮喘发作最严重的后果，有的重症患者突然哮喘发作，随后发生猝死。如歌星邓丽君就是这类典型例子。猝死发生前一般无先兆，所以哮喘患者一定要引起重视，积极治疗，预防此种情况发生。

四、在家中突然哮喘发作了怎么办？

哮喘发作是比较危险的急症，严重的哮喘发作可持续24小时以上，经过一般治疗不能缓解者称为哮喘持续状态。此时，患者表现为呼吸困难，呼气延长、咳嗽，面色苍白或发紫，心率增快（常在120次/分以上）。严重者血压下降，大汗淋漓，进而出现昏迷。

家庭的救治方法

协助病人取坐位或半卧位休息，身前置一个矮桌子使患者双手可以支撑，或让病人抱着枕头跪坐在床上，腰向前倾。此位置有利病人呼吸。

迅速取出家用吸氧瓶，以3升/分的高流量氧气通过鼻导管或面罩给病人吸入。

硫酸沙丁胺醇气雾剂（喘乐宁），气雾吸入，1~2揿，每天不超过6~8揿。口服喘乐宁，每次2~4毫克，每日3次。

注意病人保暖，环境安静，鼓励病人配合治疗。

室内通风，空气新鲜，但不能有过堂风。避免室内有煤油、烟雾、油漆等刺激性气体。

立即向急救中心救助，或直接去医院急诊救治。

在救护医生未到来之前，或去医院之前，应密切观察患者病情，家属、亲友帮助病人吸入气雾剂，积极吸氧，及时服下治哮喘药。

哮喘发作时，首选雾化吸入药物。药物从口腔内喷入，患者用力吸入气管的深部，直接作用于支气管黏膜而达到治疗作用，具有药物浓度高、疗效好、不良反应少、使用方便等特点。雾化吸入治疗的吸入技术操作问题要注意，有的病人由于吸入方法不当，将药物喷到了口腔或从口角漏出，很少或根本无药物进入气管，不仅没有疗效，还会出现一些不良反应，如口腔真菌感染等。为什么病人没有把药粉正确吸入气管发挥疗效呢？一方面是病人没有详细阅读说明书，另一方面是医师开处方时并没有告诉病人正确的使用方法。

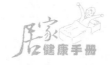

怎样正确使用雾化药物？

患者应该先吸一口气，并将气全呼出，再将雾化器的接口端放入口内，口唇包紧接口，不要漏缝，然后缓慢深吸气，吸气的同时按下开关，随着吸气动作，药雾喷入气道，然后屏住呼吸5～10秒，让药物沿着气管、支气管往深处分布，待药物到达小气道

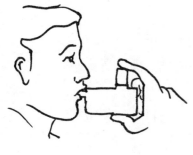

图2-9

深处，慢慢呼出（图2-9）。根据病情需要，间隔几小时可喷1～3撤。患者喷完激素类药液，一定要用冷开水漱口，以免引起口腔、口唇部真菌感染。

五、哮喘病人平时要注意哪些问题？

哮喘病人"四忌"

哮喘病人衣着宜忌。哮喘病人穿衣不当可成为病情的诱发原因。有的病人接触了羊毛、鸭绒、蚕丝和其他动物皮毛制作的衣服、枕头、被褥、地毯等，哮喘病顿时发作，一旦脱离这些物品，哮喘可能慢慢停息；有的病人是接触家养的宠物，如猫、狗、鸟后，突然发病。少数哮喘病人接触一些化学纤维用品，如腈纶、氨纶、涤纶等也会引起哮喘，如有的哮喘病人一穿上氨纶内衣，就诱发哮喘，有的病人则是由于贴身的尼龙衫太紧而诱发哮喘。

由此可见，如何选择哮喘病人的贴身衣物、保暖衣服和卧具，是一个值得重视的问题。一般而言，哮喘病人的内衣以纯棉织品为宜，衣服要光滑、柔软、平整，棉被、枕头等床上用物平时多在日光下曝晒。衣服不宜过紧，衣领更应注意宽敞。在夏秋季节，贴身穿的衬衫、长裤，一般不宜选择毛料织物，比如中长纤维等。这种"毛茸茸"的感觉，对有些哮喘病人也可能是一种诱发因素。

有人认为哮喘病人穿得愈暖和愈好，并不全对。一般哮喘病患者呼吸系统的抵抗力差，要特别注意保暖，每年2月至5月，9月至12月是气候变化大、寒暖交替的季节，此时哮喘病人比一般人更要注意保暖，特别是头颈部的防寒。但也不要穿得太厚，部分哮喘病人经中医辨证为"阴虚"，如衣服穿得过多，或晚上棉被盖得过厚太热，就等于"火上加油"，会诱发哮喘，有时则可能由于过热而出汗，着凉感冒而发病。总之，哮喘病人应根据自己的体质和不同季节来增减衣服，冷暖要适宜。

哮喘病人的饮食宜忌。哮喘病人饮食得当，对哮喘将起到良好的防治作用。中医和西医对哮喘病人的饮食有各自的认识，总的说来，哮喘病人的饮食要根据各人的特点，婴幼儿、青少年应对动物类蛋白质，尤其是海鲜类食物加以警惕，老年人宜少吃生痰的食物和油腻不消化的食物，以及辛辣和过甜的食物。其他人除避免引起过敏的食物外，不必忌口，以免影响营养平衡。中医医生如辨证诊断比较明确患者为"寒喘"或"热喘"，则应多吃相反性能的食物，少吃同类性质的食物。例如，"热喘"的患者避免吃热性食物，如羊肉、鹅肉、韭菜、姜、蒜、辣椒、花椒、胡椒等，应吃偏凉性的食物，如马兰头、芹菜、生梨、荸荠等。容易诱发哮喘的海鲜鱼类，蔬菜中的菠菜、竹笋等，都应少吃。哮喘发作时，还应少吃易胀气或不消化的食物，如豆类、山芋等，避免腹部胀气向上压迫胸腔，加重气急症状。

哮喘病人饮食忌多盐。中医认为本病发病与病人自幼吃高盐食物有关。英国一项研究报道，高盐饮食能增加支气管的反应性。有

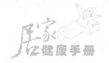

人统计，美国不同地区的食盐销售量与当地支气管哮喘的病死率成正比。所以，专家们建议健康人的饮食宜清淡，已有支气管哮喘的病人，切忌吃得过咸，对食醋等酸性食物亦宜少吃。

哮喘病人用药需谨慎。不宜长期大量联合使用肾上腺素气雾剂和茶碱类药物，处于缺氧状态的病人，用药剂量过大，可使心肌耗氧量增加，极易产生心律失常或心室颤动，严重者可因心搏骤停而突然死亡。这两种药物联用虽然平喘效果好，但从长远看有各种不良反应发生。老年人要小心药物不良反应引起的心脏问题。

哮喘病人应合理运动

哮喘病人要运动，不要因为运动使喘息、气促加重，就一点也不敢动。发病时肺活量受限，使哮喘病人一活动就会加重气喘气紧等症状，患者常常懒得运动，如长期不运动，不去大自然接触阳光和活动肢体，肺功能还会继续下降，身体抵抗力降低，抗病能力会更弱，反而会使哮喘发作次数更多。

春天是人们外出接触大自然的季节，也是哮喘高发的季节。哮喘病人常担心受到空气中的微粒的侵害，何谈放心地去野外走一走和锻炼身体。在春季，哮喘的病人无论外出活动、锻炼，一定要远离有鲜花的地方，可根据当地气候特点安排户外活动，空气质量不佳时避免外出，减少因接触尘埃及过敏原诱发的哮喘。

口罩对哮喘病人来说，起到了气道保护的作用，有效避免病人因呼吸系统受刺激而诱发哮喘。春天适合戴薄一些的口罩，冬天适宜戴厚一点的口罩，进行缓慢运动时，不会因受到冷空气的侵袭而诱发哮喘。

调查结果显示，合理运动有利于哮喘病人康复，尤其是呼吸操、太极拳、慢跑、散步一类慢节奏的有氧运动。慢跑的速度和时间的长短，需要病人根据自己的病情量力而行，可以循序渐进。散步是最安全的运动，病人可以用较快的步伐，走到浑身发热、有疲劳感为止。

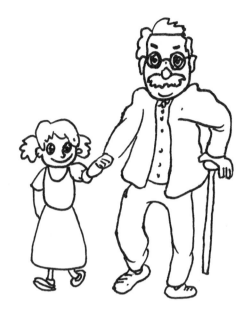

太极拳有内外兼修，锻炼全身及脏腑功能的作用，可以提升肺功能，所以是哮喘患者用于治疗和康复的最佳方法。在练习太极拳的过程中，锻炼者全身肌肉放松，心情平静，神经系统兴奋和抑制过程得到全身肌肉放松调节，有助于减轻或避免哮喘发作。常打太极拳对保持肺组织的弹性、胸廓的活动度、改善肺的通气功能及氧与二氧化碳的代谢功能有着良好的作用。

游泳属于剧烈有氧运动，不适合哮喘病人，尤其是运动性哮喘的病人。泳池的水中含氯，对病人气道有刺激性，一旦呛水，对哮喘病人十分不利。跑步锻炼要选择空气质量良好的环境，应在空气清新、无车辆穿梭的公园区域，不应在车辆频繁的道路边跑步，否则吸入汽车尾气、扬尘等易诱发哮喘，也容易发生交通意外。

防哮喘要从家居生活入手

缺乏保健知识，各种不健康的习惯和生活方式是哮喘病人，特别是哮喘患儿增多的重要原因，所以，改变生活方式可以减少哮喘的发生、复发。建议按照下面介绍的各种预防保健知识来指导您的日常生活。

居室科学换气。室内清扫时或有烟雾气味，或气压低、空气发

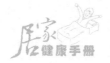
闷时，应开窗通风换气。相反，在花粉纷飞的春季、有大雾或扬尘的天气、家住路边充满了汽车尾气、工厂污染较重的地带，要关闭门窗。

无烟、无尘、无味。家人不能吸烟，不要焚香，不用蚊香和喷雾灭蚊剂，不喷香水，避免使用散发浓烈香味的香皂、浴液、洗发液或润肤液以及空气清新剂等，避免刺激哮喘发作。

去掉地毯、毛垫。地毯、带毛坐垫、靠垫、长毛绒玩具、鸭绒被褥、荞麦皮枕头等最易积污纳垢，容易滋生螨虫。应经常用开水烫洗床单、被套、枕套等，棉被、枕芯、毯子应经常放在阳光下暴晒。

房屋不要过度装潢。现在新居装潢非常复杂，各种装修材料中含有的大量化学物质可刺激哮喘的发作。如孩子一进新家就哮喘，回到老房子就好了，室内装潢污染引起过敏性鼻炎和哮喘的病例越来越多。新房装潢后一定要通风半年至一年以上，经过检测，各项指标合格后再入住。

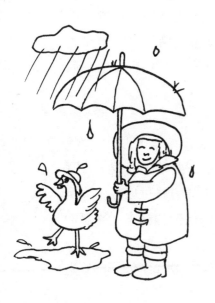

不养带毛宠物。猫、狗、兔、鸽等动物皮毛、羽毛、排泄物、分泌物是过敏变应原（引起过敏反应的物质），皮毛中寄生的细菌、真菌、螨虫等不计其数，是引起孩子哮喘的祸根。要注意观察儿童、青少年的早期症状，对反复的咳嗽要提高警惕，及时到医院检查诊断，否则一旦发展成哮喘后悔就来不及了。

杀灭室内虫害。蚊、蝇、虱、臭虫、蟑螂、老鼠等都可能与过敏性疾病有关。蟑螂身上的每一部分，都可能是引发哮喘发作的过敏原。家中要喷洒杀虫剂时，一定要让病人和儿童离开居室，杀虫剂起效后，应彻底通风换气后再进入房间。

参加各类活动须谨慎。国内外屡有参加一些活动不当，引发严重哮喘发作致死的报道。如参加野外聚餐，接触了烧烤的木炭烟尘；参加丧葬活动或去寺庙场所，接触了蜡烛香火；吸入了圣诞树的特殊气味，接受大家聚会送的礼品；在外就餐进食过敏的食物；旅游气温变化大受凉感冒等，都可能是促成哮喘发作的原因。

警惕雷雨天气。澳大利亚的研究人员报告，在某些雷雨天气里，密集的下降气流附近会产生流动的冷空气气流，如果此时空气里花粉含量较高，引发哮喘的可能性就会增加。研究人员发现，有33%的哮喘病例发生在有这类特殊气流的雷雨天气。

六、哮喘患者的食疗注意事项

哮喘患者应避免的食物

不宜食用含有高糖、高脂肪和高盐分的食物。这类食物会增加哮喘病的发病率。国外一项调查表明，吃高糖、高脂和高盐类食物的儿童，患呼吸道疾病，特别是哮喘的发病率明显高于以低糖、低脂、低盐类食物为主要饮食的儿童。

少食含过敏性变应原的食物。食物所致过敏性哮喘又叫作"食物变应性哮喘"，引起发病的变应原是一种分子量较小的水溶性糖蛋白。近年来证实，某些水果，如桃子中的过敏性变应原成分与花粉相似，是一种类脂转移蛋白。一般情况下，蛋白含量高，尤其是白蛋白含量高的食物通常具有较高的变应原性。诱发食物变应性哮喘的食物常见的有牛奶、鸡蛋、鱼类、豆类等。这些食物对儿童发

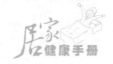

育十分重要，但哮喘儿童要慎食。

忌食咸辣甘肥、生冷海腥之物。鱼、虾等海鲜类常是哮喘患儿的"致命杀手"。

慎食冷冻食品。阿拉伯国家的一项调查研究发现：城市儿童与农村儿童同样进食牛奶、羊奶、牛羊肉等传统阿拉伯食物，但哮喘病例城市比农村多得多，而其中原因之一与近三十年来，大量西方风味的冷冻食品潮水般涌入城市有关。

远离烟酒刺激。因为烟草烟雾或酒会刺激气管表面的感受器，通过迷走神经反射，使支气管平滑肌收缩痉挛，从而诱发哮喘发作。许多调查发现，哮喘患者饮烈性酒时，可引起立即发病，在饮低度酒时，哮喘患者也出现明显的气道阻力增加。

能减轻哮喘的食物

多吃富含维生素的食品。富含维生素A、维生素B、维生素C、维生素E的食物，对哮喘病人有保护作用。调查指出，蔬菜、牛奶、维生素和矿物质摄入量少的儿童，患哮喘的可能性是一般儿童的二至三倍。蔬菜，如萝卜、冬瓜、丝瓜、南瓜等，具有下气、化痰、清肺的作用，对哮喘病人十分有益。《滇南本草》说冬瓜能"治痰吼，气喘"。《学圃杂疏》中云："丝瓜，性寒无毒，能消痰火。"

多吃水果，如梨、香蕉、柚子等。梨有化痰止咳、清心润肺的作用，可治疗咳嗽、痰喘、咽喉肿痛。香蕉富含多种维生素，且含有一种化学物质，能增强黏膜的抵抗能力和黏膜保护作用。柚子富含维生素，能降压、舒心、祛痰润肺、平喘止咳。

注意补钙。钙除有促进骨骼生长发育的作用外，还具有抗过敏等功能。所以，哮喘病人可多吃些含钙高的食品，如果对奶制品类没有过敏反应可以多吃一些牛、羊奶，以及奶粉、奶酪、酸奶、炼乳。豆类与豆制品类包括黄豆、毛豆、扁豆、蚕豆、豆腐、豆腐干、豆腐皮等含钙高的食物也可以常吃。

多吃含镁食物。哮喘发作时伴有低镁血症，可能与镁的摄入量不足有关。硫酸镁能有效降低哮喘发作时支气管平滑肌的紧张度，具有解痉、镇静等作用。含镁较丰富的食物有麦芽、紫菜、裙带菜、花生、海带、杏仁、羊肉、豆类和鱼虾等。食品精细加工过程中会损失80%以上的镁，吃精细食品容易造成身体缺镁。

多饮水。哮喘病人多喝水非常重要，喝水不仅补充了水分，而且还可以稀释痰液，有利于黏稠痰液的排出。

第五节　五个问题了解偏头痛

有部分的老年人容易出现偏头痛的症状，我们需要留心了，这可能是一些疾病的反应和表现。什么是偏头痛呢？它对人体有哪些危害？我们在生活中怎样预防它呢？让我们一起来了解一下吧。

一、偏头痛有哪些症状？

头痛是我们居家生活中非常常见的一种症状，其中最多见的就是偏头痛。偏头痛病人的头痛发作常在白天，但夜间仍可发作。头痛发作时，一般都局限于头的一侧，每次发作时，头痛的部位可能有变化，有时在枕部和头顶，有时表现为面部和颈部疼痛。从头痛部位特点来看，不容易做出偏头痛的诊断。病人头痛发作时，疼痛逐渐加重，几分钟到一两个小时头痛达到高峰，可持续几个小时乃至几天，随后头痛逐渐减弱或消失。少数病人，无明显诱因突然

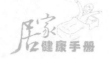

出现剧烈头痛，在几秒钟内即达到高峰，疼痛可持续数小时甚至几天。疼痛时常有搏动感，大部分病人表现为非搏动性钝痛，少数病人表现为头部刺痛，或有打击感。压迫头痛部位的动脉或病侧颈动脉或眼球可使头痛减轻，放松压迫后，疼痛又恢复原状。活动可使头痛加剧，卧床休息可使疼痛减轻，短时间睡眠可使疼痛完全消失。

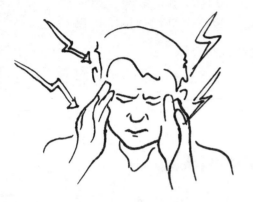

恶心是偏头痛病人最常见伴随症状。多数病人恶心、呕吐、腹泻等症状常同时发生，有一半以上的病人头痛伴有呕吐，有少数病人伴随出现腹泻，为首要症状仅有轻度头痛。

病人头痛发作时，轻者可出现单眼或双眼畏光，眼前出现暗点及闪光幻觉，重者可出现眼前发黑、视野缺损、单眼盲、一过性视力丧失，甚至出现视觉感知障碍、视物变形、复视或多视、视物颜色改变等多种症状。

二、判断偏头痛的标准

反复发作的头痛疾患，每次持续4～72小时，头痛的典型特征是单侧、搏动性、中度或重度疼痛，常规体力活动可加重，伴有恶心、呕吐和（或）畏光、畏声。至少5次发作的表现符合下面标准1～4条。

头痛发作持续4～72小时（未治疗或治疗不成功）。

头痛至少具备以下特点中的两条：①单侧；②搏动性；③疼痛程度为中度或重度；④日常体力活动可以加剧或造成头痛。应避免

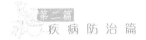

日常体力活动（如散步或爬楼梯）。

在头痛期间至少具备以下中的一条：①恶心和（或）呕吐；②畏光和畏声。

排除其他疾患。

对照上面几条标准，如果同时满足以上几点，那很有可能是无先兆偏头痛。如果怀疑自己是偏头痛，一定要去专科医院进行检查。因为头痛还有可能会是其他更严重的疾病导致，一定要及时诊断，医生才能根据您的病情确定治疗方案。

三、偏头痛危害大吗？

偏头痛的危害性不容忽视，《头痛》杂志发布的针对亚洲8个国家144家医院所做的调查结果显示，亚洲头痛就诊患者中高达67%是偏头痛。据2010年调查数据显示，我国18～65岁人群中偏头痛患病率达9%。预计全球有7亿6000万偏头痛患者，是糖尿病或哮喘患者的3～5倍。世界卫生组织（WHO）更是将偏头痛列为全球20大危害健康最大的疾患之一。

偏头痛发作的时候，严重影响人的情绪和日常工作学习和生活，常影响睡眠，很多人因此无法好好休息，第二天会感到更加疲惫和不适，如此恶性循环。偏头痛的危害还在于常伴随着多种疾病，有研究报道，偏头痛增加了发生缺血性脑卒中的危险，是多种心脑血管疾病的危险因素。偏头痛还与心理障碍发病密切相关。对于偏头痛的危害性认识不足，预防不到位，或者对偏头痛的病因产生误解，过度紧张焦虑，都有可能会导致病情加重或反复发作，更重要的是，错误的治疗方式可能会延误病情。

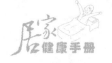

四、怀疑患了偏头痛，需要做哪些检查？

脑电图检查。偏头痛病人无论是在发作期或间歇期，脑电图的异常发生率皆比正常对照组高，但偏头痛病人的脑电图改变不具有特异性，可呈正常波形。小儿偏头痛出现脑电图异常的概率在9%～70%不等。

脑血流图检查。偏头痛病人在发作期和间歇期脑血流图的主要变化是两侧波幅不对称，一侧偏高或一侧偏低。

脑血管造影检查。在头痛发作严重时，高度怀疑蛛网膜下腔出血的病人才进行脑血管造影，以排除颅内动脉瘤、动静脉畸形等疾患。偏头痛病人脑血管造影大多数是正常的。

脑脊液检查。偏头痛病人的脑脊液的常规检查多数正常。

免疫学检查。偏头痛病人的免疫球蛋白IgG、IgA、C3及E花环形成可较正常人偏高。

血小板功能检查。偏头痛病人的血小板聚集性可升高。

五、怎样预防偏头痛的发生？

偏头痛患者应注意避免下列诱发因素。

精神因素。避免着急、生气、紧张、焦虑或过度悲伤等情绪，平时要学会减压，放松心情，选择泡温水浴，做瑜伽等放松运动。

环境变化。避免身处强光、噪音、高热和高原缺氧等环境。避免吸入刺激性气味和接触香料等。长时间观看花纹图案也可诱发头痛。

饮食因素。易导致头痛发作的食物：①酪氨酸是造成血管痉挛的主要诱因，含酪氨酸丰富的食物包括奶酪、巧克力、柑橘类、

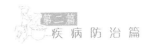

腌渍沙丁鱼、鸡肝、番茄、牛奶、乳酸饮料等；②含亚硝酸盐、谷氨酸盐、天门冬氨酸丰富的食物；③含酒精饮料、冷饮、冷食等。所有含酒精的饮料都可引发头痛，特别是红酒含有更多诱发头痛的化学物质。另外，饥饿、缺镁也可诱发，睡眠过多或过少、头部外伤、过度疲劳；女性月经期也是常见诱因。

药物。服用维生素A过量，服用硝酸甘油、组胺、利血平（利含平）、肼苯达嗪、雌激素或者停用激素等都有可能诱发。

除避免诱因之外，注意劳逸结合，避免过度劳累和情绪不稳定，节制饮食，不饮酒、不吸烟。注意个人卫生，防止感染，如有口腔牙科的疾病，应积极治疗。女性患者若服用避孕剂时头痛发作频繁，并逐渐加重，应改用其他避孕方式。

六、偏头痛能治好吗？

偏头痛目前没有特别有效的根治方法，主要的治疗目的是减轻或终止头痛发作，缓解伴发症状，预防头痛复发。治疗方式包括药物治疗和非药物治疗两个方面。

非药物治疗，主要是物理治疗。可采取用磁疗、氧疗，并辅助用心理疏导的方法，缓解压力。保持健康的生活方式，避免各种偏头痛诱因。

药物性治疗分为发作期治疗和预防性治疗

发作期的药物治疗包括非特异性止痛药和特异性药物，前者有非甾体消炎药（NSAIDs）和阿片类药物，特异性药物有麦角类制剂和曲普坦类药物。为了取得最佳疗效，通常在症状开始时应立即服药。药物选择应根据头痛程度、伴随症状、既往用药情况

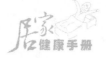

等综合考虑。

轻度偏头痛发作时不需要用不良反应较大的麦角胺咖啡因治疗，选择常用解热镇痛剂就能缓解头痛，常用药物有：①罗通定，是从植物中华千金藤中提取的生物碱，具有镇痛、镇静作用，还有轻微的催眠作用，适用于因疼痛难以入睡的患者。每片30毫克，每日60毫克~120毫克，每日口服1~4次，不良反应较少。②阿斯匹林，有抗血管致痛物质缓激肽和抑制血小板聚集作用，适用于血小板功能异常的头痛患者。头痛时给予0.6克临时服用。③氟芬那酸，属前列腺素拮抗剂。偏头痛发作开始后用药常可使疼痛程度减轻，每片125毫克，发作时每2小时服2片，每次发作服用总量不超过6~8片，不良反应较少。④舒马普坦片（英明格），是一种国外治疗偏头痛的药物，疗效好，该药结构与5-羟色胺（5-HT）非常相似，可抑制5-HT的作用，使扩张的脑血管收缩，不良反应较少。⑤盐酸硫必利片（泰必利），每次0.1克，每天3次，连服1周左右。

除上述药物治疗外，头痛发作时保持安静，解除心理和精神上的恐惧感，避免焦虑、紧张，可以躺在光线比较暗的房间内，同时用冷毛巾或冰袋在额颞部冷敷。

偏头痛发作剧烈的患者迅速缓解疼痛至关重要。麦角胺制剂是终止偏头痛发作最有效的药物，一般作为发作时的首选药物。国内常用制剂：①麦角胺咖啡因片，每片含麦角胺1毫克、咖啡因100毫克（与咖啡因合用有协同作用）。最好在前驱期或发作初期用药，开始口服1~2片，如无效，半小时后再服1~2片，每次发作最多服用不超过6片，1周剂量不得超过10片，逾量可引起严重中毒，甚至危及生命。②酒石酸麦角胺注射液，每支含麦角胺0.25毫克，发作期皮下或肌注0.25毫克或0.5毫克，必要时30分钟重复1次，麦角胺制剂常见的不良反应是恶心、呕吐、四肢疼痛麻木、胸闷、腹痛等。

与50毫克异丙嗪（非那根）合用，有减轻恶心和呕吐的作用。麦角胺长期使用可引起很多不良反应，严重高血压、周围血管病、冠心病、严重肾病者及孕妇等禁用。

其他辅助治疗

治疗偏头痛的小妙招：

揉太阳穴。每天清晨醒来后和晚上临睡前，用双手中指按太阳穴转圈揉动，先顺揉七至八圈，再倒揉七至八圈，反复几次，连续数日，偏头痛可以大为减轻。

梳摩痛点。将双手的十个指尖，放在头部最痛的地方，像梳头那样进行轻度的快速梳摩，每次梳摩100个来回，每天早、中、晚饭前各做一次，便可达到止痛目的。

热水浸手。偏头痛发作时，可将双手浸没于一壶热水中，水温以手入水后能忍受的极限为宜，坚持浸泡30分钟左右，便可使手部血管扩张，脑部血液相应减少，从而使偏头痛逐渐减轻。

中药塞鼻。取川芎、白芷、炙远志各15克焙干，再加冰片7克，共研成细粉后装瓶备用。用绸布包少许药粉塞右鼻，一般塞后15分钟左右便可止痛。

吃含镁食物。偏头痛患者应经常吃些含镁比较丰富的食物，如核桃、花生、大豆、海带、橘子、杏仁、杂粮和各种绿叶蔬菜，这对缓解偏头痛症状有一定作用。

饮浓薄荷茶。取干薄荷叶15克放入茶杯内，用刚烧开的开水冲泡5分钟后服用，早晚各服一次，对治疗偏头痛也有一定作用。

虽然我们对偏头痛有了一定的了解，但是一定要记住，出现偏头痛一定要去正规医院及时治疗，避免病情加重，导致其他的并发症的出现。另外，我们建议老年人平时多参加锻炼，提高身体素

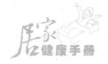

质，增强免疫力，远离疾病。

第六节　高血压重在预防保健

血压是老年朋友们体检时最关注的健康指标之一。在我国青壮年和老年人群患高血压的比例是很高的。青壮年人群往往因工作忙、时间少，没有太多人认真关心自己的血压，或不重视日常体检，或者发现了也采取漠视的态度，直到发生急危重症，才后悔莫及。而老年人群因为年龄大了，常有器官老化伴多种疾病，高血压对他们带来的危害常引起严重后果，所以无论是青中年还是老年人，都要根据自己的情况主动进行高血压的预防、保健和治疗。

一、患高血压后身体有哪些表现？

高血压的诊断主要依据血压值的高低确定，在未用抗高血压药的情况下，血压值持续或非同日3次以上超过标准血压诊断标准：收缩压大于等于140毫米汞柱和/或舒张压大于等于90毫米汞柱，即诊断为高血压。当人们有以下症状出现时，要提高警惕，有可能患高血压了。

早期表现。早期多无症状，偶尔体检时发现血压增高，或在精神紧张、情绪激动或劳累后出现头晕、头痛、眼花、耳鸣、失眠、颈部僵硬、乏力、注意力不集中等症状。这些较早期出现的高血压症状不容易引起人们的注意，许多患者在早期常常被误诊为颈椎病、老花眼、更年期综合征和神经衰弱、焦虑症等，却从没有想到要测一测血压，就这样多年未正确诊断，也就没有相应的治疗，拖到中后期。这些教训提醒每位朋友：重视血压的监测就是重视健

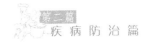

康，热爱生命，生命会紧随您，不爱它，它会随时离您而去。

早期血压仅暂时升高，随病程进展，血压持续升高，使心、脑、肾等重要脏器受损，病情恶化，血压急骤升高可出现高血压危象和高血压脑病等急重症危急重症发生。

脑部表现。头痛、头晕常见。多由于突发的情绪激动、过劳、气候变冷或停服降压药而诱发。头晕是高血压患者经常出现的症状，其头部有持续性的沉闷不适感，严重的高血压会使脑力下降、记忆力下降、影响工作，严重时出现急重症表现，如高血压危象，表现为心悸、头晕头痛、大汗、视力障碍、恶心、呕吐等，或者高血压脑病，表现为剧烈头痛、呕吐、抽搐、昏迷等，还有一过性偏瘫、失语等表现，常常危及生命。

肾脏表现。长期高血压，致肾小动脉硬化，缺血缺氧，后期常伴有肾功能减退，可引起夜尿增多、多尿、蛋白尿等，尿浓缩功能低下，最后发展为尿毒症。

心脏表现。高血压早期症状不明显，除有时感到心悸外，其他心脏方面的症状可不明显。后期可出现心力衰竭的症状，开始时在劳累、饱食和激动后发生气喘、心悸、咳嗽、咳痰；严重时或血压骤然升高可发生肺水肿，表现为极度呼吸困难，大汗、发绀，咳出大量粉红色泡沫痰。

高血压早期症状不明显，所以一定要定时进行体检，早日发现病情，对症下药。

二、高血压对身体有什么危害？

老年人随着年龄增大，血管弹性下降，血压普遍要略高于年轻人，由于年龄增大，免疫力随之降低，身体对各种变化的承受能力

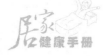

也会降低，所以高血压带来的危害要比青年人要大得多。

加速动脉粥样硬化。老年高血压患者常多种疾病合并存在，如冠心病、一过性脑缺血发作、脑卒中、肾动脉狭窄、周围血管病等，其发病率可达40%，明显高于成年人（20.4%）。当收缩压升高10毫米汞柱～12毫米汞柱或舒张压升高5毫米汞柱～6毫米汞柱，脑卒中的危险就增加35%～40%，冠心病的危险增加20%～25%。

促进心血管疾病发生。老年人动脉硬化及血管的舒张能力降低，会产生单纯收缩期高血压，而舒张压不变或下降，由此导致脉压增大，这是老年单纯收缩期高血压的一个重要特征。脉压增大意味着大动脉弹性降低，是反映动脉损害程度的重要指标，它比收缩压或舒张压同时增高的病例，发生危重症的概率更高。

诱发心力衰竭。老年高血压患者心力衰竭发生率比正常人高2倍，冠心病发生率比正常人高3倍，心血管事件发生率比正常人高8倍。

致残、致死率高。老年高血压患者的致死、致残率明显高于青年人。老年患者病死率为13%，而青年人为6.9%。从死因来看，我国脑卒中占首位，其次是心力衰竭和肾功能衰竭。我国每年脑卒中患者中有75%以上留有不同程度的残疾，其中大部分是老年人。

血压高的人群尤其是老年人平时要重视血压的监测，出现高血压症状时，积极配合医生进行相关的诊断和治疗是最佳的选择，同时，注意对日常生活饮食起居的不良行为习惯进行纠正。

三、在家中怎样监测血压？

随着人们自我保健意识的增强，近年来许多人都购买便携式血压计在家中自测血压，这是非常好的现象。专家们鼓励老年人及高血压患者在家中备有血压计，方便随时自测血压，有助于随时掌握病情、调整用药。但自测血压看似简单，若不注意细节往往影响测量的准确度。自测血压对方法、频率、标准等都有一定要求，只有规范操作，才能得到真实准确的血压数据。

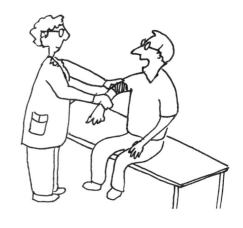

时间。人体血压随时都在变化，欲了解自己是否患了高血压，宜在每天6点至9点和17点至20点这两个血压高峰时段各测一次，每次应重复测压3遍，第一遍测压完成后应休息5分钟再测，取平均值。需服降压药治疗的患者，在服药初期，应每天监测多次，选择在早上吃药前、服完药3～4个小时、晚上睡觉前分别监测血压在一日内的波动情况，有血压波动异常，如过低或过高或有不适反应要及时就诊。待血压下降，药物减量，血压维持平稳后，可调整为每周监测1～3次。

准备。测血压前半小时内避免劳累、焦虑、激动、剧烈活动、吸烟、憋尿、饮浓茶或咖啡等，还要注意环境温度若过低可导致肌肉收缩，影响测量结果。

姿势。因坐位和卧位所测血压值不同，左、右上臂血压可有10毫米汞柱的差别，每次测压宜采取同一姿势和同侧手臂，以便对比，衣袖要宽松，手臂肌肉放松，手掌向上平伸，不要紧握拳头，肘部与心脏在同一水平，袖带平覆紧贴皮肤绑扎、松紧适度，其下缘高于肘部横纹1～2厘米。（肘横纹为肘部弯曲时可看到皮折线）

结果。需要注意的是，高血压的诊断是需要多次反复测量，偶尔一两次"超标"不能"定罪"。若一天中测量的血压都不在正常范围内，也要再继续测量观察两三天，情况仍无改善者才能确定高

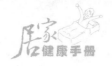

血压诊断。出现明显头痛、头晕、心慌等不适症状者，应及时测量血压，以便就诊时为医生提供制订治疗方案的依据。

四、高血压如何预防？

2016年，中国心血管健康联盟的相关报告显示，我国成人高血压患病率28%，并呈上升趋势。在导致心脑血管意外的危险因素中，吸烟、高血压、高胆固醇血症排在前三位，故高血压的预防。不容忽视。下面和朋友们谈谈如何预防高血压。

保持心情舒畅，避免大喜大悲。老年人生活中一定要保持心情舒畅，这样对于预防高血压是非常有帮助的。因为人在情绪波动，出现大喜或大悲时，交感神经兴奋，使心率加速，外周血管阻力增加，血压明显上升，如此反复血管硬化，易引起高血压病。这就要求老年人遇事要冷静，遇到不顺心的事，要会克制情绪，学会释放心中不快，如多与家人、朋友交谈，说出自己的想法和要求。要生气发火时，提醒自己，生气伤身害己，不值得，最好离开现场或者去做别的事情或者是改变话题，及时分散自己的注意力，这样能有效化解怒气。

生活要有规律。对老年人来说，有规律的生活对预防高血压病非常重要。老年人要做到劳逸适度，每天要保持7～9小时的睡眠时间和1～2小时的体育活动时间。可以饮淡茶，但不吸烟、少饮酒（可饮少量红、白葡萄酒或黄酒、米酒）。

合理饮食，避免肥胖。老年人生活中还要有健康的饮食习惯，饮食应以补充足够的营养，又不致肥胖为原则，因为肥胖会引起血压升高，增加心脑血管疾患的发病率。平日要注意避免进食过量，以清淡为主，尽量少吃或不吃肥甘厚味之品。烹饪时要控制食盐用量，每天用量以4~5克为宜。补充含钙丰富的食物，如牛奶、虾皮等，血钙维持正常，可稳定人的情绪也使血压平稳。对肥胖老年人来说，既要坚持节制饮食及参加体育锻炼，又不可盲目服用减肥药，以免引起不良反应。

长期坚持体育运动。适当参加体育运动，能舒筋活络、畅通气血，对预防高血压病有很好的效果。可根据自身的情况及周围环境的状况，选择快步走、慢跑、打太极拳、练剑、游泳、打乒乓球、做操等。做每一项运动都要控制好运动量，循序渐进，持之以恒，方能见效。

常听音乐和唱歌。听优美的音乐和学习唱歌，能使人心情舒畅，大脑放松，转移注意力，又能发泄和疏导不良情绪，减轻因过度紧张或者焦虑的情绪而使血压降低。

五、降血压为何如此难?

很多高血压患者常为降压难而犯愁，尤其是还伴有糖尿病或肾病的患者，有的患者同时服用两三种的降压药，效果不尽如人意。在天冷的时候血压更容易升高，那到底该怎么样才能使血压平稳下降呢?

降压药物的种类有很多，很多的患者朋友发现服用单方药治疗无法使血压达标，往往需要服用两种以上的药物。通常采用的是多药联合降压的方法来治疗高血压。药物搭配需要专业医生根据病人的不同情况酌情选择，把药效互补的药物进行合理搭配，不仅能减少不良反应，还可以平稳地降血压。降血压的药物有很多，应在医

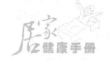
生的指导下，选择合适的降压药坚持服药，尽量将不良反应降到最低。

高血压病是一种常见多发病，目前大多数患者都采取门诊治疗或通过药房买药自服的形式。家庭治疗虽然方便，但若步入误区，可能导致严重后果。所以，应避免以下治疗误区。

凭感觉服药。许多高血压患者平时不测量血压，仅凭自己的感觉服药，无不适感觉时少服甚至不服药，一旦出现头晕、头痛等症状就自行服药或者加大药量。其实，血压忽高忽低或下降过快，同样会出现头晕、头痛等不适症状。所以，不测量血压就盲目服药是非常危险的，这样的做法不仅不能控制血压，而且可使病情恶化，诱发心脑血管疾患发生。

间断服药。有些老年人在服用降血压药物治疗一段时间后，见症状好转，血压降至正常，即认为已"治愈"，便自行停药。经过一段时间血压升高后，又再用药，这样不规则地用药，人为地反复地使血压降低、升高，对人体的心、脑、肾等脏器损害很大，使血管硬化持续发展，诱发急性心脑血管疾病发生。

无症状时不服药。一些老年性高血压患者血压虽然很高，平时却无任何自觉症状，由于身体没有其他不适，很少服药或根本不服药。无症状高血压隐患很大，长期不服药，可使病情加重，一发病很可能就是严重致死性的心脑血管疾患，如心肌梗死和脑卒中。

降压过快。一些老年高血压患者治病心切，常常擅自加倍服药或数药并用，致使数天内血压大幅度下降。降压过快可导致大脑供血不足，容易引发跌倒受伤等意外，甚至引起脑梗死等严重后果。

睡前服药。有些老年高血压病人喜欢睡前服用降压药，认为这样治疗效果会好些。其实这是错误的，人在睡眠后，全身神经、肌肉、血管和心脏都处于放松状态，血压比白天要下降20%左右。如果睡前服药，两小时左右正是降压的高峰期，可导致血压大幅度下降，使心、脑、肾等重要器官供血不足，血液中的血小板、纤维蛋白等凝血物质在血管内积聚促进血栓形成，阻塞脑血管，引发缺血性脑卒中。

滥用、乱用药物。各期高血压的治疗用药是不同的。有些老年人患高血压后，不按医嘱服药，而是偏信某人治疗高血压的处方用药或者所谓的秘单方，或者偏信广告宣传和保健品的虚假宣传，自行改药、换药，出现治不对症、药不对病的情况，往往延误疾病的治疗。因此，老年高血压患者在用药治疗时，必须严格在医生的指导下遵照医嘱正确用药，出现疗效不好或者不良反应的问题应及时到专科医院就诊，科学、合理地调整药物并坚持规律服药。这样才能及时早期发挥药物的治疗作用。

高血压患者尤其是合并有肾病、糖尿病的高危患者，除严格遵循医嘱外，不要随意加减药物或擅自停药，还要注意定时测量血压，严格控制食盐的摄入，冬天要注意防寒保暖。冬天和气温骤降时节，患者血压容更易上升，而且往往很难控制，这是因为寒冷的刺激会使人的交感神经兴奋，从而使小动脉痉挛收缩，血压升高。

六、高血压患者应该怎么调整饮食？

据有关资料显示，目前我国居民的膳食结构不太合理，谷类、蔬菜、水果、奶类、豆类食品的摄入量较低，而肉类和油脂类食品的摄入量过高。高血压患者比起一般的人群更要注意膳食的合理搭配。采用低钠、低脂、低胆固醇、低糖饮食，多吃蔬菜和水果，多

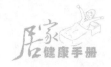

吃富含纤维素的食物，适当补充蛋白质，养成良好的饮食习惯，可起到降压和保护心、脑、肾等脏器功能的作用。

蛋白质的摄入。据研究提示，优质动物蛋白质对脑血管具有保护作用。调查资料显示55.7%高血压病人蛋白质摄入不足。牛奶脂肪中胆固醇含量比肉、蛋类低，而所含的蛋白易于消化吸收，含钙量丰富，是老年人的理想食品。高血压病人鸡蛋的摄入不宜过多，鸡蛋虽是优质蛋白质，但蛋黄中胆固醇含量很高，每周摄入2～3枚就足够了。因此，高血压病人补充的适当蛋白质，应以低脂牛奶、鱼类、禽类、瘦肉为主。

脂肪的摄入。高血压病人应限制脂肪的摄入，尤其是动物脂肪的摄入。因动物脂肪含饱和脂肪酸多，可升高血胆固醇，而植物脂肪多为不饱和脂肪酸，可降低血胆固醇，膳食中不饱和脂肪与饱和脂肪酸之比（P/S）大于1时，降低血压效果好。脂肪供给量每日40克～50克即可，胆固醇每天应限制在300毫克以内。亚麻籽油、棕榈油、豆油、菜油、芝麻油等均含维生素E和较多的亚油酸，对预防血管粥样硬化有一定作用。忌食动物内脏、脑髓、肥肉、贝类、动物脂肪等。多吃降脂的食物，如山楂、大蒜、洋葱、海鱼、绿豆等，香菇、平菇、黑木耳、银耳等菌类食物营养丰富，对控制高血压也有一定效果。

钠、钾的摄入。原发性高血压病人血中钠含量升高，使身体水钠潴留，循环血量增加，导致血压升高。故低盐饮食是高血压病人应遵循的膳食原则，每日应控制在3～5克，严重的高血压病人每日用食盐1～2克。高钾膳食的群体比低钾膳食群体更少发生高血压，临床研究显示，在高血压病人中，增加钾的摄入，可以降低血压，当钾在体内不足、耗竭或丢失（如偏食、腹泻、服用排钾利尿药），可引起血压增高。血钾升高能降低血管收缩力，扩张血管，从而使血压下降。高血压病人除在医生的指导下服用含钾制剂外，最佳的补钾途径是增加含钾食物的摄入，可多食用番茄、菠萝、香蕉、柑橘等含钾高的蔬菜和水果或者瘦肉和动物血，并应减少摄入咸食及腌腊制品和含钠高的食物等。

钙的摄入。钙缺乏与许多疾病特别是中老年人常见的骨质疏松、高血压的发生有密切关系。中老年人由于长期运动不足，胃肠摄入和吸收不好，钙摄入不足，加上吸收和保留钙的能力降低，骨骼脱钙，引起骨质疏松，同时钙的缺乏与高血压的发病密切相关。有研究表明，高钙膳食能够干扰肠道脂质代谢，降低血脂水平。补充钙有降低血压的作用，一是有利尿作用和细胞膜稳定性的作用，能减少交感神经的紧张度；二是提高降钙素在血循环中的水平，它是一种有力的血管扩张物。因此，高血压病人应每日摄入1克的钙，可多食含钙丰富的食物，如牛奶、鱼类、虾类、核桃、红枣、木耳、紫菜等，以达到预防骨质疏松、降脂、降压的目的。

膳食纤维的摄入。膳食纤维可以抑制胆固醇的吸收，预防动脉硬化的发生，同时还有通便之功效，多吃对降低体重有一定帮助。因此，应提倡高血压病人多吃粗粮、杂粮，多吃蔬菜和水果，尤其是绿叶蔬菜、白菜、空心菜、芹菜等。

戒烟限酒。让高血压病人充分认识戒烟、限酒的重要性，并付诸行动。吸烟可使血压升高，即使服用降压药，也会影响疗效。过量饮酒会导致高血压，应控制乙醇不超过30毫升/天，相当于啤酒720毫升/天。

宜饮茶类。日常生活中以茶为饮品，有降脂、抗氧化、利尿等诸多益处，多饮茶还能防止血液浓稠，排出代谢废物，改善肾功能。

中医食疗。中医认为高血压多由于精神紧张，饮食失调，烟酒

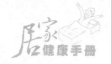

过度而引起。治疗时，除了采取多种药物治疗，还可辅以食物疗法，现介绍以下食疗方供大家根据自身的情况，酌情选用。

山楂粥。取山楂片50克，洗净切片，粳米100克，冰糖15克。首先把山楂片放入砂锅内煎取浓汁，去楂，放入粳米、冰糖，加清水适量熬成粥，分早晚两次服食。具有健脾胃、消食积、散瘀血的作用。

桃仁粥。用桃仁15克，粳米100克，把桃仁捣烂成泥，同粳米一起煮成粥，加少许油和盐调味，分早晚两次服食。具有活血通络、祛瘀止痛的作用。

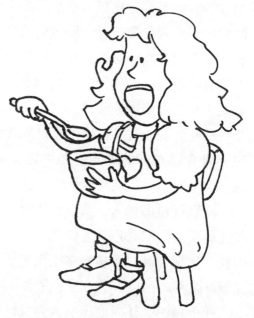

皮蛋淡菜粥。取皮蛋1枚，淡菜50克，粳米100克。先将皮蛋壳去掉，淡菜浸泡后洗净，同粳米共煮成粥，加少许油、盐调味，分早晚两次服食。

芹菜粥。芹菜40克，粳米50克。将芹菜洗净切碎，与粳米同煮粥。每日早晚服食。

总而言之，高血压不可怕，可怕的是高血压的并发症出现，难的是平时生活中的预防保健，没有身体力行和难以长期坚持。希望各位朋友养成健康的生活习惯、饮食习惯，坚持科学、合理的保健措施，远离高血压的困扰。

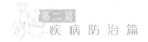

第七节　认识冠心病

我们经常听到心血管系统的几大可怕的疾病——冠心病、心绞痛、心肌梗死，你是否知道，其实它们算是"近亲"。以上三种大家耳熟能详的疾病其实都是同一类病理过程的不同阶段。

一、什么是冠心病、心绞痛和心肌梗死？

冠状动脉粥样硬化性心脏病是冠状动脉血管发生动脉粥样硬化病变而引起血管腔狭窄或阻塞，造成心肌缺血、缺氧或坏死而导致的心脏病，常常被称为"冠心病"。广义的冠心病的范围更广，还包括炎症、栓塞等导致管腔狭窄或闭塞的类型。世界卫生组织将冠心病分为五大类：无症状心肌缺血（隐匿型冠心病）、心绞痛、心肌梗死、缺血性心力衰竭（缺血性心脏病）和猝死五种临床类型。

隐匿型。患者有冠状动脉硬化，但病变较轻或有较好的侧支循环，或患者对痛觉不敏感因而无疼痛症状。检查也不易发现。

心绞痛型。在冠状动脉狭窄的基础上，由于心肌负荷的增加引起心肌急剧的、短暂缺血缺氧引发胸部疼痛发作的一种临床综合征。

心肌梗死型。在冠状动脉病变的基础上，发生冠状动脉供血急剧减少或中断，使相应的心肌严重而持久地急性缺血导致心肌坏死。属于严重的一型，死亡率较高。

心力衰竭型。冠心病导致心肌长期血供不足，心肌组织发生营养障碍和萎缩，导致心脏收缩能力大幅下降，出现心脏扩张、心力衰竭、心律失常等各种严重病症。

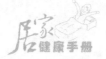

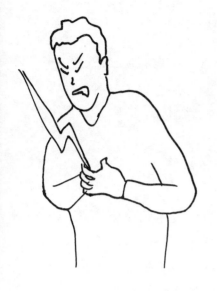

猝死型。由于冠心病发病后数小时（一般6小时）内，心脏骤停突然死亡。主要是严重心律失常所致。

二、冠心病的危害是什么？

冠状动脉粥样硬化属于全身动脉粥样硬化病病变的一部分，是一种血管弥漫性病变。换言之，整个冠状动脉树通常都有病变，除很早期的病变外，很多病变通常是不可逆的。冠心病是一种进展性疾病，平时可以没有任何症状，但随着时间的推移，病情可能会逐渐地加重。冠心病的危害概括如下。

危害一。冠状动脉硬化导致心肌缺血，慢性供血量不足主要由于严重狭窄或闭塞所致；急性供血量不足则主要由于血管的痉挛或斑块破裂，诱发管腔内血栓形成，导致管腔突然狭窄加重或闭塞，如临时发生的心肌缺血在短时间内解除，在临床上则表现为心绞痛。如果短时间（超过30分钟以上）内无法解除时，导致心肌坏死，临床上表现为急性心肌梗死。心绞痛可分为稳定性和不稳定性两种。不稳定性心绞痛容易发生急性心肌梗死。

危害二。心肌缺血导致各种心律失常以及心脏扩大和心力衰竭。最严重的心律失常是心室颤动，临床上表现为突发疾病后数小时突然死亡，即猝死。心绞痛、心肌梗死、心律失常、心脏扩大和心力衰竭可以互为因果而同时存在。猝死是冠心病患者死亡的主要形式。

危害三。冠心病患者发生心肌梗死后，心腔内壁可能形成血栓，脱落的血栓导致脑血管阻塞的概率很大，会导致脑栓塞，发生猝死。

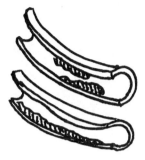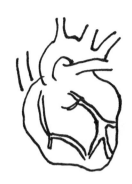

冠心病的危害虽然比较大，但也不要过于恐惧它。冠心病是一种现代生活方式病，可以早期预防（一级预防）。即使已经患上了冠心病，也可以通过综合治疗（二级预防）得到有效控制。

三、冠心病能预防吗？

冠心病是可以预防的，通过学习冠心病的预防方法，就能很好地防御此病，大大降低其发病率。哪些日常生活习惯能减少高危人群的冠心病发作呢？

注意防寒保暖。防寒保暖对中老年人群和冠心病病友来说很重要，冬季室温不应该低于20℃。冠心病患者在冬天应注意每天的天气变化，及时增添衣物。外出时最好戴帽子、围巾和口罩，并避免迎风疾走。在室内时，不要将门窗开得过大，以防冷空气刺激诱发心绞痛和心肌梗死。当室内需要换气时，可把门窗开一条缝，使少许新鲜空气进入，但又不至于使室内温度一下子降得过低。

午睡预防。午餐后不宜立即午睡。因为此时大量的血液流向胃部，血压下降，大脑供氧及营养明显下降，易引起大脑供血不足。一般应餐后20分钟后再午睡。午睡时间以1小时左右为宜，过长过短均不宜。起床后先在床上做轻度活动，慢慢坐起，用手在心前区、胸部做5～10分钟按摩，然后下床喝一杯水。夏季尤其注意午睡时间

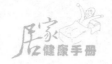

不能过长。

睡姿应取头高脚低、右侧卧位，以减少心脏压力。须注意的是千万别坐着睡或伏案睡，因为这些姿势会使血流不畅，使心、脑等脏器的供血减少，缺氧加剧。

睡前不吃油腻的食物，不要饱食。过饱会使流向心脏的血液减少，引起缺血、缺氧而发病。油腻食物会增加血黏稠度和形成高血脂，加重冠状动脉狭窄，诱发血栓形成而发病。

睡前忌服降血压药。因为午睡和晚上睡时正值血压下降的两个低谷时段服药使血压更低，可使心、脑、肾等主要脏器供血不足，血小板易附于血管壁引起血栓，容易导致缺血性脑卒中的发生。或者起床时头晕，发生摔倒事件。

饮食应注意些什么？冬季气候寒冷，人们一般喝水较少，血液容易黏稠，加重心脏负担，因此高危人群及冠心病病友在寒冷季节要多喝热水。进食易消化、高营养、清淡的食物，如蔬菜、水果、鱼肉和瘦肉等。避免进食过饱，不要吃肥肉，少吃动物内脏，更不要大量饮酒，特别不要用烈性酒来御寒，以免加重心脏负担。

平时该如何进补？冠心病患者在进补问题上，应遵循"可补可不补者一般不补，能食补者不要药补"的原则。部分体质虚弱、大病初愈的冠心病患者可适当选用党参、黄芪、桂枝、人参、何首乌、枸杞子、天麻、冬虫夏草等中药，以及羊肉、银耳、核桃、鹌鹑蛋、山药等食物来进补。心肌梗死患者的体温比正常人要低 $1℃\sim2℃$，在冬天会有怕冷、四肢不温、精神萎靡等症状，可选用红参、肉桂、当归、干姜、桂圆、核桃肉等温阳等食品进补。注意进补应在医生的指导下进行，以免出现不良反应。

保持大便通畅。排便过于用力会使腹内压力增高，回心血流量增加，心脏负荷加重，容易诱发心绞痛和心肌梗死。老年人应养成良好的排便习惯，平时应多吃含纤维（尤其是粗纤维）较多的食物，如绿叶蔬菜、水果、五谷杂粮等。一旦发生便秘，切不可强行排便，而应该通过饮食或者药物来改善。此外，不少人喜欢在大便时读书、看报，这是很不好的习惯，冠心病病友尤应避免。

防止高脂血症。高危人群要定期检查，在医生指导下，服用降脂药。多运动、多食上述低脂饮食维持正常血脂。

规律的锻炼。冠心病的主要危险因素之一是长期运动量过小而用脑过度，要有规律地坚持适宜的运动锻炼，可使大脑放松，减压，血脂下降，也能有效预防冠心病发生和发展。

避免精神紧张。20世纪50年代，两位美国心脏病专家弗里德曼和罗森曼开始调查和研究饮食对冠心病的影响。在调查过程中，他们遇到了一位夫人，这位夫人对他们说："你们不应当把注意力只集中在食物上，这没有什么用处。"专家们忙问："这是为什么？"夫人回答："妻子和丈夫，一般都吃同样的饮食，可是为什么丈夫患冠心病的要比妻子多呢？这里一定还有别的因素在起作用，比如丈夫受到的心理干扰和社会压力要比妻子大得多。"专家们听后茅塞顿开，大受启发，从此改变研究方向。这两位专家在经过一系列心理学和生理学的研究后，终于发现了冠心病与人的心理、精神紧张状态有着密切的关系。当人在工作、人际关系或社会交往中遇到各种精神刺激而处于精神紧张状态时，大脑皮层容易发生功能紊乱，促使心跳加快、心肌耗氧量增加，同时促使血小板聚集，增大血液黏滞性和凝固性，进而容易引发严重的心律失常。人们长期地、反复地、持久地处于精神紧张状态中，极易触发冠心病的发生，使冠心病的病情加重。由此可见，平时保持平静的心情，情绪乐观，避免情绪波动、焦虑不安和过度悲伤及高度紧张，做到

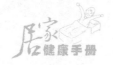

"任凭风浪起，稳坐钓鱼船"，对于防止冠心病的发生、控制发展无疑是非常重要的。冠心病因此被定义为心身疾病，即因心理因素而引起的躯体疾病。

早期不典型的症状识别。朋友们要认真学习并记住冠心病的初期症状特点，及时发现和诊断，增加治愈机会。

如果有以下症状出现，应寻求心内科专科医生的帮助。

冠心病早期可无胸痛，仅表现为心悸、心慌，或以气促，严重时出现夜间阵发性呼吸困难等心衰表现为主要症状。

冠心病疼痛部位可以发生在胸部以外，表现为一侧头痛、牙痛、咽喉痛、肩颈痛、上腹痛以及背心痛，常需要与其他疾病区别，如各种牙齿疾病、咽喉炎、颈椎病、肩周炎等。

少数冠心病患者早期，尤其是急性心肌梗死时，出现如头晕、黑蒙、肢体无力、瘫痪、突然意识丧失和抽搐等脑循环障碍。其原因是心肌梗死时，心排血量下降或严重心律失常导致脑供血减少。故老年人有脑血管疾病表现时，应同时做心电图检查并短期内随访，以排除发生急性心肌梗死的可能。

有些冠心病的早期表现为上腹胀痛不适等胃肠道症状，特别是疼痛剧烈时常伴有恶心、呕吐，临床上易误诊为急性胃肠炎、急性胆囊炎、胰腺炎等。

若冠心病同时合并其他急性疾病，如糖尿病酮症酸中毒、急性感染、外科急症，即使发生急性心肌梗死，亦常被其他症状掩盖。无痛性心肌梗死常见于老年人记忆力减退，感觉迟钝，对症状又不善表达，易被家人及医生忽视，所以，在给老年人做有关检查时，要做常规心电图，一旦发现有心肌缺血的证据，即应对症治疗并进一步检查确诊。

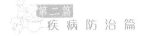

四、患了冠心病怎么办？

内科治疗。治疗冠心病的方法包括非药物治疗和药物治疗。

非药物治疗：以合理饮食，充分休息与适量体力活动，增强体质，防止肥胖，以纠正异常的血脂、血压、血糖为主。

药物治疗：在医生的指导下用药治疗，延缓或减轻冠状动脉硬化的发展进程，积极控制引起血管硬化的危险因素。

介入治疗。介入治疗是治疗冠心病常用方法，主要针对药物治疗不能控制的冠心病患者，方法主要有经皮腔内冠状动脉成形术、冠状动脉内斑块旋切术、冠状动脉支架置入术等。

外科治疗。方法主要是冠状动脉搭桥术和冠状动脉旁路移植术。其适应证主要有左冠状动脉主干狭窄、冠状血管多支病变、顽固性心绞痛经内科治疗无效，不适合行介入治疗者。

以上治疗手段中，介入治疗虽然创伤和风险相对较少，但不是每一位患者都适合；手术治疗虽然疗效比较肯定，但其创伤、风险较大，多针对冠脉病变弥散、病情严重者；药物治疗是冠心病治疗的基础，有效、合理的使用药物，可以明显改善冠心病患者的生活质量和生存率。但晚期疾病患者的效果较差。

五、冠心病患者用药及运动应注意什么？

冠心病需要长期治疗，短期内症状缓解并不代表疾病得到根治，动脉粥样硬化和血管狭窄依旧存在。一旦放松警惕，停止服药，动脉粥样硬化会继续发展，症状就会卷土重来，甚至发生严重的并发症。

冠心病用药要规范。通过规范服药可有效控制其临床症状，改

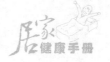

善生活质量，延长寿命。对所有冠心病患者而言，切忌自行随意停药和更换药物，这样不仅不利于病情的改善，更重要的是延误了疾病治疗，其后果是非常严重的，常常导致心肌梗死等致命性心血管事件的发生，令家人后悔莫及，悲痛欲绝。

冠心病恶化表现。患者心绞痛症状出现变化，如发作频繁、疼痛时间延长、药物无效等，常常提示病情恶化，这时需要到医院进行专科治疗。心绞痛的频繁发作，最怕导致心肌梗死等严重后果。一旦发现，就应该到医院进行相关检查，请专科医师诊治。如果经过检查，没有发现心肌梗死等严重情况或者调整治疗方案后，心绞痛症状迅速改善，则可以带药回家继续治疗。

冠心病患者的药物治疗。对病情严重的冠心病患者，如经过冠状动脉造影证实冠状动脉三支严重病变，又不能进行手术治疗时，药物治疗尤为关键。对这类患者，日常生活工作要特别谨慎，患者在进行一些活动前，可以预先舌下含化速效救心丸或硝酸甘油片，提高心肌血供，以避免心绞痛的发作。

发生剧烈胸痛时的自我急救。首先，告诫自己要镇静，千万不要紧张，就地休息并先含服速效救心丸、复方丹参滴丸或硝酸甘油片等，这些药物可以重复使用，适当控制心绞痛症状。如果经过上述处理，心绞痛症状缓解，可以在家里继续观察病情或在家人帮助下去医院就诊。如果经过上述处理，心绞痛仍然不能缓解，则立即送医院或立即打急救电话到医院求治。发生剧烈胸痛时，一定要原地休息，千万别硬扛或继续动作，否则很可能导致心肌梗死，甚至猝死。

冠心病患者需要适当运动。心绞痛多在劳累时发作，这往往提示运动量过大。病情平稳期适当的运动有利于提高心肌对缺血的适应性，改善心绞痛症状。冠心病患者以散步、打太极拳、瑜伽、呼

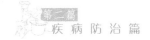

吸操、气功等有氧运动为宜。一旦活动中有不适立即停止，就地休息或服用冠心病药物。

中医药配合治疗。中医药治疗冠心病具有一定的优势，对改善患者的症状及生活质量是很有帮助的。

希望每位冠心病患者能够规范、规律地使用药物，减少心肌梗死等致命性心血管事件的发生。

六、冠心病患者的饮食该注意些什么？

控制总热量，维持正常体重。饮食总热量中糖的比例应严格控制。宜多吃粗粮，增加饮食中纤维素、维生素含量。单糖及双糖等应适当控制，少吃甜食，尤其是高血糖、高脂血症和肥胖者更应严格控制。

限制脂肪。在总热量控制的基础上，应限制脂肪摄入，适当吃瘦肉、家禽、鱼类。科学研究发现，鱼的脂肪含量较少，而且含较多不饱和脂肪酸，人体吸收率可达95%，具有降低胆固醇、预防心脑血管疾病的作用。鱼肉中含有丰富的矿物质，如铁、磷、钙等；鱼的肝脏中含有大量维生素A和维生素D。海鱼所含脂类比其他鱼类更优，能够影响人体脂代谢，降低血清胆固醇和甘油三酯以及低密度脂蛋白和极低密度脂蛋白，从而保护心血管，预防冠心病。人体很难消化吸收的是反式脂肪，反式脂肪在自然界存在得不多，反式脂肪一般都藏身何处呢？首先人造油脂如人造黄油（植物奶油）中含反式脂肪；油炸食品，如方便面、薯片、薯条等都含有反式脂肪；一些含有油脂的加工食品，如方便汤、快餐、冷冻食品（如汤圆）、烘焙食物（如饼干、曲奇和面包等）、各种即冲型糊粉状食品（如粉状麦片、椰子粉、芝麻糊粉等）及各种奶油糖、花生酱、

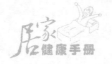

巧克力酱中，都可能有反式脂肪的身影。所有含有氢化油或者使用氢化油油炸过的食品都含有反式脂肪。除此之外，起酥面包里面会含起酥油，某些巧克力含代可可脂，一些面包和酥点中含麦琪淋，微波炉爆米花和一些膨化食品中的氢化植物油都属于反式脂肪。反式脂肪在天然食品中含量很少，人们平时食用的含有反式脂肪的食品，基本上来自各种高度加工食品和煎炸食品。珍珠奶茶一般是奶精、糖、香精和色素配制而成；咖啡伴侣的主料之一就是植脂末，而植脂末的主要成分就是含反式脂肪的氢化油。

适量的蛋白质。蛋白质是人体必需的营养物质，能够增强抵抗力，但摄入过多的蛋白质对冠心病不利。因蛋白质不易消化，在体内的新陈代谢，会增加心脏的负担。有学者观察，过多摄入动物蛋白，反而会增加冠心病的发病率，所以蛋白质应适量。每日食物中蛋白质的含量以每千克体重1克为宜，牛奶、酸奶、鱼类和豆制品对防治冠心病有利。

饮食宜清淡、低盐。对合并高血压者尤为重要，食盐的摄入量每天应控制在5克以下，血压高的摄盐还应更低，可随季节活动量适当增减。如夏季出汗较多，户外活动多，可适当增加盐的摄入量。冠心病人，应少饮甜味饮品，减少奶油蛋糕的摄入。

不宜食用生、冷、辛辣等刺激性食物。如白酒、花椒、麻辣火锅等，还有热性食物如羊肉等冠心病人不宜食用。浓茶也不宜。

要多吃一些保护性食品。多食洋葱、大蒜、紫薯、苜蓿、木耳、海带、香菇、紫菜等可预防冠心病的食物。

洋葱具有降低胆固醇的效能，是心脏的"朋友"。

黑芝麻含有不饱和脂肪酸和卵磷脂，能维持血管弹性，预防动脉硬化。

木耳能刺激肠胃蠕动，加速胆固醇排出体外。此外，黑木耳中含抗血小板凝结物质，对于动脉硬化、冠心病及脑卒中有较好的保健效果。

坚果的营养价值很高，是预防心脏病的好食物。其富含的不饱和脂肪酸和植物固醇，有助于降低人体血液中的"坏胆固醇"（低密度脂肪的胆固醇）。坚果还蕴含多种对健康有益的维生素E、维生素B族和矿物质，维生素E是知名的抗氧化物，能预防细胞老化，减少心脏病、糖尿病、白内障等患病风险。

黄豆能增进体内脂肪和胆固醇的代谢，保持血管通畅。除了可以将黄豆做成豆浆、豆腐之类，还可以和米饭一起煮，做成黄豆饭。煮饭时，要提前将黄豆用冷水浸泡4个小时，然后再换水和米一起煮，这样能避免胀气。

燕麦含有丰富的亚油酸和维生素B族，经常食用燕麦，可以平衡营养、通便，预防高血压和心脑血管疾病。燕麦可以用水或者牛奶煮，也可以加在米饭里，既营养又美味。

海带含大量的可溶性纤维，比一般蔬菜纤维更容易被大肠分解吸收运用，因此可以加速有害物质如胆固醇排出体外，防止血栓和血液黏稠度增加，预防动脉硬化。

菠菜含有叶酸，胡萝卜中的胡萝卜素能预防心血管病症。菠菜食用时最好先放到开水里焯3分钟去除草酸，因为菠菜中含有的草酸，会妨碍钙的吸收。胡萝卜最好用油炒一下，这样能促进胡萝卜素的吸收。

大蒜是保健食物，它能带走有损心脏的胆固醇；降低引起心脏病的低密度脂蛋白；降低血小板的黏滞性，阻止血液的凝固，预防血栓的形成。每天至少吃1～3瓣大蒜，最好是未经加工或未除蒜味的大蒜，对冠心病有预防作用。

冠心病患者应戒烟、限酒。饮酒是引起冠心病急性发作的诱因

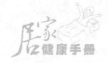

之一，大量饮用烈性酒引起心肌梗死和猝死的病例时有报道。吸烟是冠心病的主要危险因素，吸入的有害物质直接损害血管内膜，使管腔变窄，加速动脉硬化，并能引起小血管收缩，心率加快，心肌缺血加重，容易诱发冠心病急性发作。

最后，要提醒老年朋友，饮食等家庭护理康复措施只能起到辅助药物治疗的作用。对冠心病这种慢性病来说，关键的康复方法是科学地针对病因正确用药。

七、冠心病患者参加体育锻炼会猝死吗？

俗话说："生命在于运动。"运动对于冠心病患者来说，也是有好处的，但是因运动不当给患者带来危害的事情也屡见不鲜。因此专家提醒，冠心病患者运动时一定要小心。

运动要避开"高峰期"。 下午或傍晚是冠心病人运动最科学、安全的时段。"高峰期"是指上午6～9时，该时段为冠心病急性发病的高发期，因为经过一夜的睡眠，既没喝水又没活动，血液在血管里变得浓稠，血流速度缓慢，容易加重血栓的形成，引起冠脉堵塞而发病。而且这个时段，交感神经活性较高，心率加快，血压增高，心脏负担加重，容易出现心律失常。所以中老年人锻炼最好选在下午或傍晚进行，做些安全、缓和的有氧运动，如慢走、气功、呼吸操、太极拳、瑜伽等。最好与家人或朋友结伴而行，这样可以互相照顾，保证安全。

吃饭过饱是冠心病发病的导火索。 据不完全统计，不少心脑血管病突发病例出现在饱餐后。饱餐后，心脏必须输出大量血液到消化系统，供应胃肠道进行消化与吸收，从而增加心脏的负担，使心脏处于相对缺血状态。对冠心病患者来说，心肌进一步缺血，增加

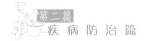
了冠心病发病的风险。所以正餐时吃得过饱对老年冠心病人来说很危险。此外，两餐正餐中间，老年人发生低血糖时饥饿反应明显，也容易出现心慌、头晕、头痛、出汗、视力模糊、眼前发黑、精神抑郁或异常兴奋等，容易出现意外，也加大了冠心病发病的机会。故老年人最好每餐只吃七分饱，两餐间饿了再补充点食物，这样可以让胃里总有一些食物，在数小时后血糖不足时能及时提供身体能量。少吃多餐对老年冠心病人来说是科学、合理的。

运动不当可引发心肌梗死。心肌梗死尤其多见于平时缺乏运动的患者突然进行剧烈运动后。突然剧烈运动可能导致动脉粥样硬化斑块的破裂，形成血栓，堵塞血管，引发心肌梗死。主要表现为运动时或是运动后持续剧烈的胸痛，伴有大汗淋漓、恶心呕吐、头晕、面色苍白等症状。据统计，每100位心肌梗死患者中有四五位为运动诱发而致。冠心病患者运动不当还可以诱发多种心律失常。冠心病患者是心律失常的高危人群，运动量较大或是情绪激动时，容易诱发心律失常。如果冠心病运动中感觉自身心跳异常加快，停止运动也不能恢复，还伴随有心悸、胸闷、头晕等现象，则表明心律失常可能已经发生，此时应尽快到医院就诊。

第八节　我会是下一个糖尿病患者吗？

世界卫生组织预测，未来十年，糖尿病会成为人类的主要死因之一。目前糖尿病已成为威胁人类生命健康的一大杀手，据统计，2015年全世界20～79岁人群大约有4.15亿名糖尿病患者，我国每年有超过130万人死于糖尿病及其并发症，是全球糖尿病患者第一大国，2015年患病达1.096亿人。触目惊心的数字警示我们，如果不想成为糖尿病的后备大军，就要学会未雨绸缪，积极行动起来，预防

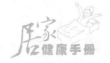

糖尿病的发生。

一、糖尿病是一种富贵病吗？

近年来，我国越来越多的家庭被糖尿病所困扰，发病人数逐年上升，有的人说："唉，就是我们的生活太好了，所以糖尿病找上我们了。"糖尿病不是一种因富贵而得的病吗？糖尿病频发原因何在？

糖尿病是"吃"出来的疾病。在20世纪60年代至70年代，我国人民的主粮按计划分配，鸡、鱼、肉、蛋凭票供应，当时糖尿病的发病率极低。改革开放以后，人民的生活水平不断提高，主粮和副食品供给丰富，不少的人在"吃好""玩好"就是人生最大幸福的错误思想观念的指导下，开始随心所欲、大吃大喝起来。人们普遍缺乏健康保健与疾病预防的知识，加上生活模式改变很大，导致许多人摄取营养过剩，糖尿病患者人数急剧上升。

糖尿病是"闲"出来的疾病。现代生活使人们的活动量大为下降，如以车代步，以电梯代替爬楼梯，以家用电器代替家务等。另外，大多数人缺乏体育锻炼的习惯和条件，运动量不足的现象比较普遍。而运动量不足不仅降低机体的抗病能力，还会减慢细胞内葡萄糖的转运，降低肌肉对葡萄糖的氧化利用率以及胰岛素对机体作用的敏感度。过于闲逸也是诱发糖尿病的重要因素之一。

糖尿病是"烦"出来的疾病。人的情绪和精神因素也是糖尿病的重要诱因。不良的精神刺激可严重扰乱机体糖代谢。如今，现代社会生活节奏加快，竞争激烈，压力大，若当事人的心理承受能力差，长期紧张焦虑，很容易因内分泌功能失调，促使糖尿病的发生。

其他因素。相对胰岛素不足导致的1型和2型糖尿病的发病机制已进一步明确，而引起胰岛素绝对和相对不足的病因至今尚在研究中。糖尿病与遗传、精神不良刺激、多食、肥胖、感染、应激、妊娠、少活动等因素有关。

二、怎么确定自己得了糖尿病？

糖尿病的典型症状。糖尿病的典型症状大家都非常熟悉，主要有以下两方面。

一是多饮、多尿、多食和消瘦，即"三多一少"四大典型症状。发生酮症或酮症酸中毒时"三多一少"症状更为明显。

二是疲乏无力，肥胖，多见于2型糖尿病，2型糖尿病发病前期常有多食伴肥胖，若得不到及时诊治，体重会逐渐下降变得消瘦。

其他症状。相当多的人是因为患了糖尿病的并发症去医院检查后才确诊的糖尿病。很多朋友会疑惑，没有糖尿病的症状一般是不会定期去检查血糖的，那怎么知道自己得了糖尿病呢？实际上，有

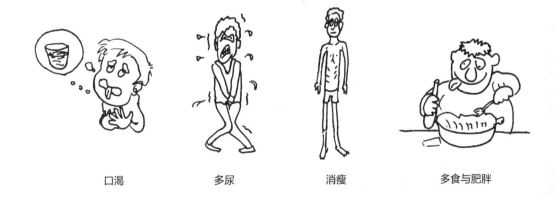

| 口渴 | 多尿 | 消瘦 | 多食与肥胖 |

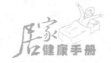

糖尿病的典型症状"三多一少"的人不足一半，许多前期症状不典型，似乎与糖尿病毫不沾边，然而这些出现在疾病前期的表现都在给我们提示，如果我们熟悉这些表现，就能早点采取措施。

性功能障碍。糖尿病可引起神经病变和微血管病变，影响血供和神经敏感性，导致男性性功能障碍。所以，以往性功能正常的中年男性，发生阳痿或勃起不坚时，应查血糖水平以排除糖尿病。调查证实，男性糖尿病人合并阳痿的约占50%。

胃肠道功能紊乱。糖尿病性自主神经（植物神经）病变常可影响胃肠道功能，使胃肠道蠕动减慢，胃排空延迟，病人表现为腹胀、食欲缺乏或顽固性便秘。少数病人也可出现慢性腹泻，或腹泻与便秘交替，通常不会有腹痛及脓血便，这种腹泻使用抗生素无效。

异常出汗。糖尿病性神经病变时可出现汗液分泌异常，即便天气不热（尤其是吃饭时）也常常大汗淋漓，且以颜面、上身为主，下肢出汗较少。

排尿无力及尿潴留。高血糖可损害支配膀胱的自主神经，影响膀胱的收缩与排空，病人表现为缺乏尿意，排尿费力，膀胱残余尿增多以及"张力性尿失禁"。男子出现上述情况时，如果排除前列腺肥大，则应怀疑是否有糖尿病。

直立性低血压。糖尿病自主神经病变造成血管舒缩功能紊乱，当久坐、久卧后突然起立时，由于血管不能反射性收缩，致血压下降，引起一过性脑缺血，出现头晕、眼花甚至晕厥。

女性反复尿路感染。女性尿道较短，比男性易发尿路感染。当糖尿病控制不佳时，尿糖含量较高，尿道就成了各种病菌（细菌、霉菌等）的最佳滋生地。如果同时合并"神经源性膀胱"，导致尿潴留，将使尿道感染的机会进一步增加。

皮肤瘙痒。高血糖可刺激皮肤神经末梢，引起皮肤瘙痒，特别是女性会阴部的瘙痒尤为严重，让人寝食难安。

餐前低血糖。在糖尿病的初期，患者多表现为餐前饥饿难忍及低血糖。尤其是2型糖尿病患者，其胰岛素分泌延迟，与血糖的变化不同步，即餐后血糖达高峰时，胰岛素分泌却滞后，没同步达到分泌高峰，等到下一餐前期血糖已经下降时，胰岛素的分泌反而达到高峰，使血糖下降造成低血糖，引发餐前明显的饥饿感，促使患者过量进食。

视力减退。糖尿病可引起视网膜病变及白内障，从而影响视力，发病率随着病程与年龄的增加而增加。其中，糖尿病性视网膜病变对视力影响最严重，可造成视力突然下降。

手足麻木。糖尿病可引起末梢神经炎，表现为对称性的手足麻木、疼痛、灼热、感觉减退或消失，也有人会产生走路如踩棉花的感觉。

嗜睡及昏迷。一些老年人身患糖尿病自己却浑然不知，在某些诱因如腹泻、严重脱水、感染等作用下，可引起高渗性昏迷或酮症酸中毒昏迷，临床出现意识不清、抽搐。

易感染。皮肤反复长疖子、感染脓包或者伤口久治不愈。

食欲亢进。能吃，伴有不明原因的体重下降者。

妊娠异常。有习惯性流产或胎死宫内或者分娩巨大胎儿者。

专家提醒：凡是具备上述症状之一者，即使没有典型"三多一少"症状，也应尽快到医院就诊，化验血糖和尿糖，以免糖尿病漏诊。

除此之外，由于糖尿病有非常明显的家族遗传倾向，如果您的父母或有血缘关系的亲属有患糖尿病的话，那么您也可能携带了糖尿病基因，比其他人更容易患上糖尿病，更应该注意定期体检，早

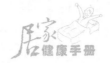

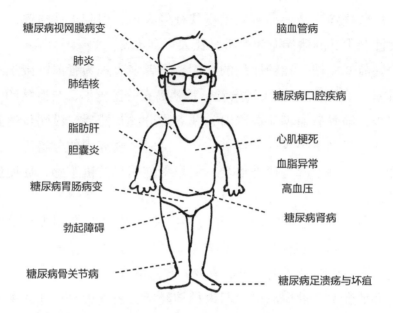

发现，早治疗。当然还有其他诱发糖尿病的因素，如生过4千克以上巨大婴儿的妇女得糖尿病的危险性也比较大，还有出生体重小于2.5千克的孩子，成人后罹患糖尿病的概率都会增加。

三、糖尿病的症状不痛不痒的，不要紧吧?

"血糖高了就高了，反正也没有什么症状，想吃就吃，想喝就喝"，有不少糖尿病病人抱着这种错误的认识和行为模式，忽视了糖尿病后果的严重性。实际上，糖尿病本身确实不要命，真正的"杀手"其实是各种并发症，对人体的危害十分严重。糖尿病的并发症多达一百多种，是已知慢性病中并发症种类最多的疾病。其并发症分急性和慢性两大类：急性并发症包括糖尿病酮症酸中毒、糖尿病乳酸性酸中毒等；慢性并发症包括视网膜病变和失明、糖尿病肾病（严重的导致肾功能衰竭尿毒症）、糖尿病足（严重的导致截肢）、大血管病变（严重的导致心肌梗死、脑血管病）等，无论是急性还是慢性并发症，其致残率或致死率都极高。

通常患病10年后，30%～40%的人会出现至少一种并发症，发病10年后，40%～50%的糖尿病患者发生视网膜病变，约有2%的患者在发病15年后完全失明。糖尿病人发生冠心病是非糖尿病人的2倍～3倍。病程5年、10年、20年后，神经病变患病率分别可达到30%～40%、60%～70%和90%。据调查，全球每30秒就有一条腿因糖尿病足而截肢。在我国，每年因糖尿病导致的截肢是非糖尿病患者的15倍，每年的截肢患者中约50%是糖尿病患者。

糖尿病早期不痛不痒没太多症状，食欲增加和爱饮水往往被忽略，但危害十分严重。而只要控制好血糖，糖尿病患者可以终生带病生存。因此，对于糖尿病人来说，强化血糖的综合控制，进行血糖和糖代谢的连续监测，是减少糖尿病病变加重和死亡的最有效措施。

四、糖尿病药物不良反应大，应尽量少吃吗？

我国半数以上糖尿病患者并没有得到有效和规范治疗，仅有1/3的患者血糖控制基本达标，糖尿病知识普及仍然不够，公众对于疾病的认知、用药有以下一些常见的误区。

误区一： 二甲双胍伤肝、肾。二甲双胍已经有六十多年的应用历史，是一种非常安全的药物，并不会伤肝、肾。循证医学证据还证明，它可以减少肥胖人群的心脑血管事件的发生率。

误区二： 用胰岛素就不用口服药。专家认为，有8种因素导致血糖升高，胰岛素分泌不足只是其中的一种，其他还有胰岛素抵抗、

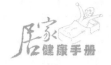

肝脏糖原分泌过多、脂肪分解过剩、肾脏对糖回吸收增加、肌肉组织储糖能力下降等、胃肠道糖的吸收分解速度加快、中枢神经对饱食敏感度下降等。即使用胰岛素，根据病情的需要也可以联合应用口服药物，具体用药要在专业医生指导下进行。

误区三：服用降糖药就可以放心吃东西。服用降糖药物须以糖尿病患者的饮食治疗、运动治疗为前提。生活方式干预，如饮食治疗、运动治疗、心理平衡等是2型糖尿病的基础治疗措施，应贯穿于糖尿病治疗的始终。药物仅仅帮助改善糖代谢，但如果你以为吃了药可以随心所欲的进食是肯定不行的，降糖药再能干也敌不过一顿"饕餮大餐"引发的升血糖作用。

误区四：忽视血糖监测。有些患者平时很少监测血糖，治疗用药全凭自我感觉。症状明显时就吃药或增加药量，没有症状时就减药或停药。造成血糖波动大，危害身体健康，甚至发生意外。因此，血糖监测十分重要，它可以帮助患者了解病情，指导临床用药并预防并发症和不良反应。

误区五：用胰岛素会成瘾。有些患者认为胰岛素是激素，担心有成瘾性问题。事实上，胰岛素是一种生理性的降糖激素，不存在成瘾性的问题。糖尿病目前还无法治愈，因此1型糖尿病患者和一部分2型糖尿病患者需要终身服用胰岛素，才能有效地降血糖，这是疾病特点所决定，并非是成瘾所致。

误区六：药物用得多，肯定是病情到了晚期。有患者认为联合用药的种类多了，便是到了糖尿病晚期。患者需要联合几种药物，是根据患者自身血糖波动特点，结合药物相互作用等其他多种因素综合考虑而定的，并不一定是用药多了就进入糖尿病晚期了。

误区七：别人服用效果好的药拿来服用。同样是血糖高，但对不同患者而言原因不同，有的患者是吃得多引起的，控制饮食就会有所改善；有的是β细胞功能差引起的，需要加胰岛素才有效。不能只看表面现象，用药切忌跟风，别人服用效果好的药未必就适合自己。每位患者的身体状况与病情都不同，在选择药物时，要结合自身的具体情况，掌握好适应证，在医生的指导下，严格按医嘱用药。

误区八：偏爱中药，轻信偏方。不可否认，中药在改善症状方面有一定优势，但就降糖效果而言，西药更明显。治疗2型糖尿病的中成药应辨病、辨证使用，不要轻信偏方和验方。由于其剂型以及剂量比较固定，如辨病、辨证错误可引发诸多不良反应，临床使用应当充分考虑个体的情况，结合病情，合理对症地选择，对个别中药过敏者应当禁用。

误区九：追求贵药、新药。有些患者认为老药和便宜药肯定毒不良反应大。其实不然，糖尿病治疗用药因人而异，须遵从个体化选药原则，没有必要一味追求新药、贵药。比如降糖的老药二甲双胍就很便宜，它不仅可以有效降低血糖，而且还可改善脂肪肝，降低体重、调节血压及血脂，是超重或肥胖2型糖尿病患者的首选药物。

五、糖尿病的饮食禁忌

糖尿病患者的饮食非常重要，能吃什么、不能吃什么，我们要明确，我们来了解一下糖尿病的七大饮食禁忌吧！

专家提醒：正确认识糖尿病患者不能吃什么非常必要，饮食可直接影响病情和血糖的变化，造成不良后果甚至危及生命，所以一定要重视糖尿病患者的饮食。

糖尿病患者不能吃什么之所以受到关注，是因为越来越多的人

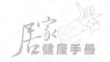

开始明白病从口入这个道理，而且食欲增强，过度进食引起肥胖恰恰是糖尿病的早期特点，正确的饮食不但可以控制糖尿病，对于预防糖尿病也有很大的作用。我们为大家总结了几种糖尿病患者不适宜吃的饮食，告诫大家：即使您的病情稳定，血糖稳定，以下这些食物最好不要轻易尝试。

糯米。米饭会在体内水解成大量的葡萄糖，而糯米比米饭含糖量更高，由于糖尿病患者糖的代谢异常，进食糯米使血糖上升较快，所以糯米是糖尿病患者不宜吃的食物之一。

爆米花。无论是朋友之间的闲聊还是看电影、看电视时，好像爆米花是"标配"，但是专家指出爆米花不适合糖尿病患者食用。因为爆米花属于淀粉类食物，再加上油炸，单单这两点就是糖尿病患者饮食上的禁忌。

红枣。虽然红枣有益气补血的作用，但是红枣含较多的糖分。据营养专家统计，新鲜枣中的含糖量在35%左右，而干枣中的含糖量高达60%，是糖尿病患者绝对不可以吃的食物。

甘蔗。甘蔗的甘甜让很多人回味无穷，虽然它有止渴的作用，但是它主要含有葡萄糖、果糖和蔗糖，对于糖尿病患者都是有害的，所以不能进食。

辣椒。糖尿病患者应该适当地避免食用辛辣食物。中医理论认为多数糖尿病患者的体质都是属于阴虚内热，食用辣椒容易伤阴助火，宜少吃。

蜂蜜。蜂蜜一直以来是被质疑的食物之一。虽然蜂蜜有缓解便秘、美容等好处，但是蜂蜜的含糖量高达40%，而且蜂蜜中的糖分很容易被身体直接吸收，所以糖尿病高血糖患者尽量避免食用。

白酒。《本草纲目》上说："烧酒，纯阴毒物，与火同性。"酒精会使血糖、血脂升高，所以糖尿病患者最好不要饮酒。

六、糖尿病患者提倡吃哪些食物?

高纤维食物,促进机体的糖代谢。

含糖低的蔬菜,如韭菜、西葫芦、番茄、冬瓜、南瓜、青菜、青椒、茄子。其中,番茄含糖量低,可以多吃。

含钙的食物。缺钙能糖尿病病情加重,糖尿病患者可进食虾皮、海带、排骨、芝麻酱、黄豆、牛奶等。

富含硒的食物。硒有与胰岛素相同的调节糖代谢的生理活性。如鱼、香菇、芝麻、大蒜、芥菜等,它们能降低血糖,改善糖尿病症状。

富含维生素B和维生素C的食物。补足这两种维生素,有利于减缓糖尿病并发症的进程,减轻糖尿病视网膜病变和肾病。如鱼、牛奶、白菜、豆类以及青菜、芥菜、甘蓝、青椒等。

此外,南瓜、苦瓜、洋葱、黄鳝等对病人多饮、多食、多尿症状有明显改善作用,有降低血糖、调节血糖浓度的功能,适宜多吃。不过,需要注意糖尿病患者本身应根据自身每天所需的热量来控制饮食。以上食物尽管对糖尿病有诸多好处,但总量上要严格限制。

七、糖尿病患者平时运动需要注意些什么?

糖尿病患者在运动时一定要遵循最基本的运动要求。适当的运动也是治疗的一部分,若因运动不当而导致病情恶化就得不偿失了。那么,糖尿病人运动要注意哪些呢?

运动前先热身。糖尿病患者在运动前要有5分钟的准备活动,如活动上、下肢、腰部和腹部。跑步,先从快速步行逐渐再转入慢

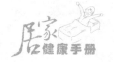

跑。划船或游泳前，应作上肢、肩部和颈部的准备活动。

严格控制运动量。不要过度劳累，避免剧烈运动，以免刺激交感神经，引起肾上腺素分泌使血糖升高。运动必须与饮食、药物治疗相结合，合理安排好三者之间的关系，以获得最佳疗效。

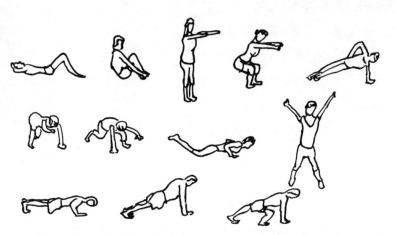

结束运动时不要突然停止。因为运动时大量血液聚集在四肢肌肉组织中，突然停止运动，血液不能很快回到心脏而产生暂时性脑缺血，会引起头晕、恶心甚至虚脱等不适症状。糖尿病患者在运动结束时，应继续做一些行走、缓慢跑步等放松活动，一般应历时5分钟。

运动后不要进行冷、热水浴。运动后应把汗水擦干，待脉率恢复到正常时再进行温水淋浴，防止低血糖发生。运动中发生低血糖反应的糖尿病患者，应及时就医，确定是否应减少运动前胰岛素的剂量，或在运动前适当摄入食物，还应携带饼干、糖果等食品，以备发生低血糖先兆时及时食用。

八、传统中医穴位按摩可以预防糖尿病吗？

坚持中医穴位按摩有预防糖尿病的作用。

推擦胸骨下至中极穴。中极穴位于肚脐下方一横掌处，患者用

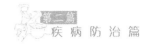

手掌掌面紧贴腹部，两手交替地自胸骨下至中极穴稍用力推擦2分钟左右。

横推腹。患者用手掌的掌根自腹部一侧用力推擦至对侧，然后改用五指指腹勾擦回原处，按摩3分钟左右。

振腹部。患者双手自然叠放，掌根对准肚脐，轻轻下压有规律地振动腹部5分钟左右。

点揉腹部穴位。患者用拇指点揉中脘穴、气海穴、天枢穴各1分钟左右。中脘穴的位置在肚脐上方一横掌处，气海穴在肚脐正下方两横指处，天枢穴的位置在肚脐两旁两横指处。

擦揉脚踝内侧。患者用大拇指在内踝和跟腱处进行擦揉，每侧4分钟左右。

擦肾腧穴。患者用双手掌自上而下，擦双侧包括肾腧在内的腰肌2分钟左右。肾腧的位置在两侧腰眼附近。

糖尿病对患者造成的身体危害后果严重，不容小觑。为了避免出现糖尿病各种并发症，我们一定要早期积极诊断和及时治疗。

第九节　预防多梦益睡眠

"多梦"是医学术语，是人完成睡眠过程后，感觉乱梦纷纭并伴有头晕疲倦的一种状态。中医学认为，多梦的根本原因在于机体内在发生变化：气血不足、情志损伤、阴血亏虚、痰热内扰肝胆、劳累过度、饮食失节等原因都会导致多梦。失眠多梦与深睡眠期时间短、睡眠深度不够、睡眠质量不高等有密切关系。老年人的身体机能逐渐衰退引起睡眠障碍，失眠多梦是其中最常见的症状。

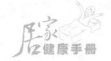

一、老年人为什么易出现失眠多梦？

年龄因素。老年人一般白天没有太多的事情要做，在环境安静、无所事事的情况下，白天常小睡或打瞌睡，多在家看电视、休闲、静坐等已有充分的休息和睡眠，故老年人夜间不容易睡着。另

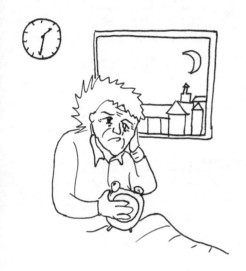

外，夜尿多、起夜次数多、睡眠浅、醒后不易入睡、易惊醒等原因，造成老年人失眠症的发病率比年轻人高得多。

环境因素。环境因素是引起老年人入睡困难及睡眠不安的常见原因。比如，屋居临街、邻居喧哗、周围环境嘈杂等，都会导致老年人难以入睡。环境不宁，易将睡眠浅的老年人吵醒而不能再入睡。

胃肠不适。睡眠时要有充足的血液流向心和脑，才能保证睡眠质量好。如果睡前胃内的食物没有消化完，会导致血液仍聚集在肠胃帮助消化，而减少供应心或脑的血液量，于是睡眠不好就产生了。中医说"胃不和，则卧不安"讲的就是这个道理。故晚餐不宜过饱。

过度关注。不少失眠患者往往对自己的健康过分关心，对自身的症状和担心失眠的想法思虑过多、过分恐惧，才入睡就担心自己又会睡不着，或过分关注做梦的内容并有忧虑、担忧等症状，导致多梦、梦魇增多，形成恶性循环。

疾病影响。老年人全身慢性疾病患者多发，如心脑血管疾病、呼吸系统疾病以及风湿或类风湿性关节炎、胃肠道疾病等。这些疾病本身及伴随症状会影响睡眠，同时疾病也引发老年人焦虑、烦

躁、恐惧和抑郁等不良情绪，导致睡眠质量下降和失眠多梦等现象的发生。

二、哪些方法可以改善睡眠？

保持良好心态。生活中如果只是偶尔遇到失眠，不必忧虑，相信自己的身体自然会调节适应。

养成良好的睡眠卫生习惯。保持卧室清洁、安静、避开光线刺激等；避免睡觉前喝茶、饮酒；睡前泡脚、喝杯牛奶等有助睡眠，只要长期坚持，就会建立起"入睡条件反射"。

白天限制睡眠时间。白天应进行适度的体育锻炼，除适当午睡或打盹片刻外，应限制白天睡眠时间，否则会减少晚上的睡意及睡眠时间。

食疗方法。百合糖水汤：百合甘苦微寒，能清心安神，治疗心烦不安，失眠多梦。此汤可用于病后余热不净，体虚未复的虚烦失眠。用法：百合100克，加清水500毫升，用文火煮至熟烂后加糖适量，分2次服食。

丹参冰糖水。丹参苦微寒，活血安神，对长期失眠者有安神作用，对患有冠心病、慢性肝炎等病患者，尚有改善原疾病的作用。用法：丹参30克，加水300毫升，用文火煎20分钟，去渣，加冰糖适量再稍煮片刻，分2次服用。

茶叶加酸枣仁。每天早晨8点以前，取绿茶15克用开水冲泡2次、饮服（8点以后不再饮茶），同时将酸枣仁炒熟后研成粉末，每晚临睡前取10克用开水冲服，连续服用3～5天，即可见效。茶叶能提神醒脑，其所含的生物活性物质茶碱能兴奋高级神经中枢，使人精神振作，思想活跃，消除疲劳，所以对失眠者白天精神萎靡、昏

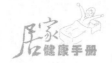

昏欲睡的状况有调整作用。酸枣仁有养心安神、抑制中枢神经系统的作用，对促进失眠者在夜间进入睡眠抑制过程有良好的效应，一张一弛，一兴一抑，缓解失眠的症状效果显著。

冰糖桂花莲子。去芯莲子150克，银耳25克，冰糖200克，桂花卤少许。将莲子用水浸泡，发胀后用温水洗净，放碗内加开水，以漫过莲子为宜，上笼蒸50分钟左右，取出待用。银耳用温水泡软胀发后，摘去黄根，掰成小瓣，放碗内上笼蒸熟待用。将锅置于火上，倒入清水1 500克，放入冰糖、桂花卤烧开，撇净浮沫，再放入银耳略烫一下，捞在大汤碗内。然后将蒸熟莲子捞入碗内，将锅内的冰糖汁浇在汤碗内即成。

甘麦大枣汤。浮小麦60克，甘草20克，大枣15枚（去核）。先将浮小麦、大枣淘洗浸泡，入甘草同煎煮，待浮小麦、大枣熟后去甘草、小麦，分2次吃枣喝汤。药虽平凡，但养心安神功效很显著。

自我按摩。 自我按摩是一种既方便又经济的失眠治疗方法。自我按摩除了可迅速诱导睡眠、减少各种安眠药物的使用，还可强身健体，减轻因失眠引起的头昏、头痛、健忘、焦虑等症状。

抹额。以两手指屈成弓状，第二指节的内侧面紧贴印堂，由眉间向前额两侧抹，约40次左右。

按揉脑后。以两手拇指腹面紧按风池穴，用力旋转按揉，随后按揉脑后，约30次左右，以感到酸胀为宜。

搓手浴面。先将两手搓热，随后掌心紧贴前额，用力自上而下擦到下颌，连续10次。

按摩耳郭。人体躯干和内脏均在耳郭有一定反应部位，按摩它有助于调节全身功能。

拍打足三里。足三里穴位于外膝眼下四横指、胫骨边缘。找穴时左腿用右手、右腿用左手，以食指第二关节沿胫骨上移，至有突出的斜面骨头阻挡为止，指尖处即为此穴。拍打足三里至有酸、麻、胀感觉即可。

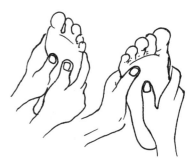

拍打涌泉穴。涌泉穴是足少阴肾经的常用腧穴之一，位于足底部，蜷足时足前部凹陷处。每晚睡前洗脚后，端坐床上，先用右手掌拍打左脚涌泉穴120次，再用左手掌拍打右脚涌泉穴120次，每次力度均以感到微微胀痛为宜。

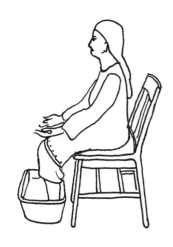

踏豆按摩。用绿豆500克，置铁锅中文火炒热，倒入脚盆中，同时将双脚洗净擦干，借盆中绿豆余温，用双脚踩踏绿豆，边踩边揉。每天睡前1小时开始踩踏，每次30分钟左右。

泡足踏石。取一些小鹅卵石铺于水盆底，倒入热水，置双足于盆中，泡足踏石20分钟。每晚睡前做一次，长久坚持，失眠会不药而愈。

放松与催眠。失眠时可以练习呼吸操，不要用力，用鼻吸入，口呼出，吸与呼的时间比率一般为1：2或1：3，即吸时间短，呼时间长，每分钟8～10次。吸气时慢慢凹腹，停顿数秒后再缓缓匀速呼出，腹部自然凸出，这种呼吸又称为逆呼吸，与一般练气功或内家拳时的呼吸相似。腹部的动作也可以和逆呼吸相反，吸气凸腹，呼气凹腹。同时全身肌肉随着每一次呼气放松。可以默念："我已经放松了，有些疲倦了，很快就会睡着……"失眠患者平时可以练习自我放松术和自我催眠暗示，这对治疗失眠很有用，练习一段时间后，会收到很好的效果。

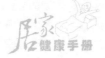

第十节　有效预防脑卒中

脑卒中常被老百姓称为"中风"，是一种急性脑血管疾病，是由于脑部血管突然破裂或因血管阻塞导致大脑缺血缺氧而引起脑组织损伤的一组疾病，包括缺血性脑卒中和出血性脑卒中。发病率、病死率和致残率极高，是著名的"三高"疾病。老年人因年龄特点，有了血管硬化的病理基础，再加上患有高血压、糖尿病、心脏病等，更容易发生脑卒中。

一、为何冬季是脑卒中的高发季节？

冬天气候寒冷，血管收缩，血压升高。尤其是我国北方地区和高寒地区，如西藏、内蒙古、新疆、东北三省发病率居前几位。

冬季饮水量少，室内使用暖气等保暖设施使皮肤不显性失水增多，加之冬天蔬菜相对较少，饮食结构不合理，都将导致血液黏稠，血流缓慢。

冬天寒冷，室外活动减少，摄入的脂肪、糖分无法消耗，造成高血脂和高血糖，使血液黏稠，另外静坐休息和睡眠时间较长，这些因素都使血流速度慢，易发生血管阻塞。

冬天通风条件较差，室内容易缺氧，也是脑血管疾病发生的原因之一。

二、怎样识别脑卒中？

早期识别特征。身体突然出现麻木或无力，上肢、下肢或面部，尤其是单侧。

突然神志不清、恍惚，言语不利索或理解困难。

突然单眼或双眼视物障碍。

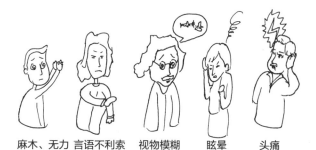

麻木、无力　言语不利索　视物模糊　　眩晕　　头痛

突然行走困难、眩晕、平衡或协调障碍。

突然（无诱因）头疼。

快速识别特征。 微笑时口角歪斜。

胳膊麻木或无力，如举起双手，有一侧胳膊下落。

说话不利索，让老年人重复一句话时，表现尤为明显。

眼睛出现重影或视物异常，可以让老年人捂住一只眼睛进行判断。

三、入院之前应怎样进行自救？

脑卒中是急症，抢救必须分秒必争，所以做好院前救治对减轻脑卒中患者的症状、降低致残率和致死率极其重要。

记下确切的发病时间，立即呼叫120，再联系家人。安慰患者，保持镇静。

家里有条件的，家人应立即测血压、听心率或摸脉搏，脉搏不清楚可以摸颈动脉。记下检查结果，根据血压情况安排体位。如果血压不高，则帮助患者取平卧位，头偏一侧或直接侧卧位。如为高血压，并且有头痛和呕吐，怀疑脑出血者，则需要抬高头部，头偏一侧。

有家庭氧疗机的尽快吸氧。

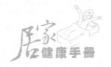

不要轻易降低血压，除非血压明显升高。

以就近入院为准则，同等距离条件应联系有溶栓条件的医院。

四、老年人群如何预防脑卒中？

高血压病是引起脑卒中的元凶。高血压病是引发脑卒中最重要的危险因素，高血压病患者比正常人患脑卒中的危险高6～7倍，故防控高血压很重要。你知道正常血压值是多少吗？知道自己的血压是否在正常范围内吗？这一点非常重要。血压高的人群平时注意观测血压变化，重视血压升高时的身体状况，并积极进行调整，如改变饮食口味，少吃盐。根据自身身体状况，调整锻炼的时间、次数、运动持续时间等，在医生指导下，选择更适合自己的运动方式。积极戒烟、注意心理平衡等都是预防高血压的有效方法。

早期或轻度高血压患者首先应改变不健康生活方式，如果3个月仍不见效果，应在医生指导下服用抗高血压药物进行治疗。中度以上高血压，即收缩压达到160毫米汞柱和/或舒张压达到100毫米汞柱以上的患者，必须按照医生的建议进行规律、合理的药物治疗。

有心脏病的人容易发生脑卒中。脑卒中的发生与心脏病密切相关。有心脏病的人发生脑卒中的危险要比无心脏病者高2倍以上，特别是有心房颤动者，脑卒中风险增加3～4倍。所以，房颤患者应该根据情况服用华法林抗凝治疗，或长期口服抗血小板药，如阿司匹林或卢比格雷预防脑卒中。

除了心房颤动，其他类型的心脏病也会增加缺血性脑卒中的危险，包括急性心肌梗死、心肌病、心瓣膜病以及先天性心脏病。因

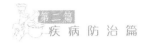

此，一旦确诊为心脏病的患者，应该积极寻求心血管专科医师的帮助和治疗。

积极防治糖尿病可预防脑卒中。糖尿病是引起缺血性脑卒中的重要危险因素。因此，40岁以上人群一定要定期体检，及时发现糖尿病，早期开始预防或治疗。一般在发病早期可先不用吃药，通过改变不健康生活方式，如规律作息，平稳情绪，增加运动，戒烟限酒，少吃肥肉、甜食和米面食，多吃蔬菜水果等方法来控制。血糖若持续3个月或半年仍未好转，应该开始增加药物治疗，一旦开始服药就不能随便自行停药。糖尿病大多需要长期坚持饮食、运动和药物的综合治疗，降低血糖，吃药的目的是控制病情发展。所以，千万不要误认为吃一段时间的降糖药后，糖尿病就会痊愈，不用再吃药，这是非常有害的做法。

血脂异常与脑卒中关系密切。国内外研究表明，血脂异常与缺血性脑卒中的发生存在着明显的相关性。高密度脂蛋白胆固醇（HDL-C）的检测值如果降低则不好，高密度脂蛋白胆固醇每升高1mmol/L，发生缺血性脑卒中的可能性减少47%。一般缺血性脑卒中的发生与胆固醇、低密度脂蛋白胆固醇（LDL-C）及甘油三酯水平升高，高密度脂蛋白降低有密切关系。对胆固醇升高是否引起血管硬化有新的争议。

血脂异常患者首先应改变不健康生活方式，建议改变饮食习惯。如少吃含饱和脂肪酸较多的牛、羊、肥猪肉、油类，适当增加体力活动，定期复查血脂。上述改变生活方式无效者可使用他汀类降血脂药物治疗，药物治疗的剂量需遵医嘱服用。

颈动脉狭窄与脑卒中。颈动脉狭窄患者早期可无任何症状，后期却可突然发生脑梗死。多数颈动脉狭窄的患者不需要手术治疗，而应长期服药控制。颈动脉狭窄程度在70%以下者，有轻微的缺血

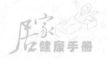

症状如头晕、头痛等，应在医生的指导下采用他汀类降脂药和抗血小板药物治疗，且应严格遵医嘱定期复诊。如果检查发现一侧颈动脉狭窄超过70%，而且出现了相应的神经系统症状，就应到有条件的医院就诊，考虑行支架植入术或颈动脉内膜剥脱手术，预防脑卒中的发生。

适度增加身体活动。生命在于运动，坚持适宜的运动脑卒中的发生机会明显减少。运动可增强心脏功能，改善血管弹性，促进全身血液循环。运动能扩张血管，使血流加速，增加脑血流量，并能降低血液黏稠度和血小板的聚集性，从而减少血栓形成的机会。运动也可以促进脂质代谢，提高血液中高密度脂蛋白胆固醇的含量，从而减缓动脉硬化发展速度。研究数据提示我们，每天快走30分钟，脑卒中发生的概率可降低30%。因此应坚持每天适度的体力活动，每次活动的时间以30～60分钟为宜。

注意减少脑卒中的诱发因素。有的人患有高血压或动脉硬化已经多年，由于采取各种防范措施，依然处于安全状态，没有发生脑卒中。有的人因外界环境等诱发因素的影响，可突然发生脑卒中，所以尽量避免或减少各种诱发因素也是预防脑卒中的重要措施之一。诱发因素包括情绪激动、暴饮暴食、大量饮酒、过度劳累、用力过猛、气候骤变、突然改变体位等。情绪激动或用力过猛，会导致血压骤然升高，突发出血性脑卒中。

老年人更应该加强脑卒中的防范意识，积极治疗和控制高血压、糖尿病、心脏病、高血脂等疾病，找到适合自己的健康生活方式并持之以恒，努力保持积极、乐观、稳定的良好心态，避免或减少各种诱发因素。

第十一节　"老年痴呆"就是老人变笨了吗?

一说到阿尔茨海默病（俗称老年痴呆），大家肯定都在想那是老人才会患的疾病，或者认为就是老人年纪大了变"笨"了，记性差了。年轻人也会得阿尔茨海默病吗？你知道阿尔茨海默病发展加重会有哪些严重后果吗？平时怎样预防阿尔茨海默病?

一、阿尔茨海默病到底是什么病?

阿尔茨海默病（AD），是一种起病隐匿、进行性发展的神经系统退行性疾病。临床上以记忆障碍、失语、失用、失认、视空间技能损害、执行功能障碍以及人格和行为改变等全面性痴呆表现为特征，病因迄今未明。65岁以前发病者，称早老性痴呆；65岁以后发病者俗称老年性痴呆。

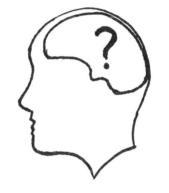

由于该病起病缓慢或隐匿，病人及家人常说不清何时起病。多见于70岁以上（男性平均73岁，女性为75岁）老人，少数病人在伴躯体疾病或精神刺激后症状会迅速明朗化。女性较男性多（比例为3∶1）。主要表现为认知功能下降，精神症状和行为障碍，日常生活能力的逐渐下降。根据认知能力和身体机能的恶化程度该病分成三个时期。

第一阶段（1~3年）。为轻度痴呆期。表现为记忆减退，以对近事遗忘为突出表现，判断能力下降，病人不能对事件进行分析、

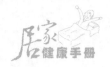

思考、判断，难以处理复杂的问题；日常事务及家务劳动漫不经心，不能独立进行购物、经济事务等；社交困难；尽管仍能做些熟悉的日常工作，但对新的事物却表现出茫然难解，对人变得冷漠，情绪不稳，常怀疑别人对自己不利，如被偷、被陷害，不能正确判定时间与空间，如晚上要外出买早点，在熟悉的街道迷路。对人物还能做出判断；言语词汇少，命名困难。

第二阶段（2~10年）。为中度痴呆期。表现为远近记忆严重受损，如刚吃完饭不久就喊：怎么还不吃饭？简单结构的视空间能力下降，时间、地点定向障碍；在家里找不到厕所或厨房。半夜起床做饭等。在处理问题、辨别事物的相似点和差异点方面有严重损害；不能独立进行室外活动，在穿衣、个人卫生以及保持个人仪表方面需要帮助；不能计算；出现各种神经症状，可见失语、失用和失认，对常用物品说不出名称，如拿打火机说不出名称，称为命名困难。拿着切菜刀不知怎么使用，称为失用。情感由淡漠变为急躁不安，常走动不停，可出现尿失禁。

第三阶段（8~12年）。为重度痴呆期。患者已经完全依赖照护者，严重记忆力丧失，仅存片段的记忆；日常生活不能自理，大小便失禁，呈现缄默、肢体僵直。患者可出现进食饮水时呛入气道，引起窒息、感染等并发症。

二、阿尔茨海默病是怎么引起的?

阿尔茨海默病的病因不是特别明确，目前的研究显示该病的可能影响因素有：家族史，老年女性，头部外伤史，受教育水平低，患甲状腺病，母亲生产年龄过高或过低，病毒感染和心理创伤等，在多种因素，包括生物、心理、社会因素多种因素作用下发病。

　　家族史。研究提示，家族史是该病的危险因素。某些患者的家属成员中患同样疾病者高于一般人群。进一步的遗传学研究证实，该病可能是常染色体显性基因所致，基因定位发现脑内淀粉样蛋白的病理基因位于第21对染色体。可见该病与遗传有关是比较肯定的。而多数散发病例可能是遗传易感性和环境因素相互作用的结果。

　　某些躯体疾病。甲状腺疾病等免疫系统疾病、癫痫等，为该病的危险因素。有甲状腺功能减退史者，患病危险度相对较高。发病前有癫痫发作史者较多。研究发现：抑郁症史，特别是老年期抑郁症史是该病的危险因素。精神分裂症和偏执性精神病也和该病有关。该病的患病率与饮水中铝的含量有关，铝或硅等神经毒素在体内的蓄积可能会加速衰老过程。

　　头部外伤。脑外伤作为该病危险因素的报道较多，临床和流行病学研究提示严重脑外伤可能是该病的病因之一。

　　其他。免疫系统功能进行性恶化，机体解毒功能削弱及慢病毒感染等；丧偶、独居、经济困难、生活颠沛等社会心理因素可成为发病诱因。

三、您会患上阿尔茨海默病吗？

　　如同我们上文中提到的，目前研究认为阿尔茨海默病的发生与遗传有关，如果家庭成员中有人患病（尤其是直系亲属），那么你患该病危险率比一般人群约高3~4倍。

　　到了老年阶段，有以下表现需要警惕，这些有可能是阿尔茨海默病发生的前兆。

　　记忆障碍。记忆障碍出现于早期，尤其是近记忆障碍，几十小

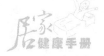

时甚至数分钟前发生的事情都无法回忆。患者日常生活表现为"丢三落四""说完就忘"，反复提相同的问题或反复述说相同的事情。

语言障碍。找词困难往往是阿尔茨海默病最早出现的语言障碍，主要表现在说话时找不到合适的词语，由于缺乏实质词汇而表现为空话连篇，或由于找词困难而用过多的解释来表达，变得唠唠叨叨。

视觉空间技能障碍。在阿尔茨海默病早期可能有视空间技能障碍，不能准确地判断物品的位置，有些患者在疾病早期就可能在熟悉的环境中迷路。

书写困难。因书写困难导致写的内容词不达意，常常是引起家属注意的首发症状，特别是一些文化修养较好的老人出现容易被发现，研究认为书写困难与远记忆障碍有关。

失认和失用。认不出朋友、同事，甚至叫不出子女名字，最后认不出镜子中的自己。对常用的物品说不出名称，不知道如何使用，本人无法察觉异常，且拒不承认，早期不易发现。

计算障碍。计算障碍常在该病中期出现，但在早期即可能有所表现，如购物时不会算账或算错账。

判断力差，注意力分散。该病患者可在早期出现判断力差、注意力分散等问题。

精神障碍。精神症状在早期可表现为患者以自我为中心、狂躁、幻觉妄想、抑郁、性格改变、谵妄等，情绪不易控制。

性格改变。性格改变在一部分患者中非常显著，多变得极为敏感多疑或非常恐惧，或变得越来越暴躁、固执。如原来爱孙如命的老太太，患病后常常与孙子抢东西吃，或藏食物不给家人吃。

行为改变，运动障碍。该病患者在早期常表现为运动正常，疾病中期患者行为可见幼稚笨拙，常进行无效劳动、无目的劳动。

四、患了阿尔茨海默病能治好吗？

目前对该病的治疗没有特效药，主要的治疗目标是控制症状，减缓疾病的发展，控制伴发的精神病理症状。建议到专科门诊就诊治疗，按医嘱规范用药。

抗焦虑药。如有焦虑、激越、失眠症状，可考虑用短效苯二氮卓类药，如安定、阿普唑仑、奥沙西泮（去甲羟安定）、劳拉西泮（罗拉）和三唑仑（海乐神）等，使用剂量应小且不宜长期应用。同时应及时处理其他可诱发或加剧病人焦虑和失眠的躯体病，如感染、外伤、尿潴留、便秘等。

抗抑郁药。病人中20%~50%有抑郁症状。抑郁症状较轻且历时短暂者，应先予劝导、心理治疗、社会支持、环境改善，必要时可加用抗抑郁药。去甲替林和地昔帕明不良反应较小，也可选用多塞平（多虑平）和马普替林。新型抗抑郁药，如5-羟色胺再摄取抑制剂（SSRI）帕罗西汀（赛乐特）、氟西汀（优克，百优解）、舍曲林（左洛复）。这类药的抗胆碱能和心血管不良反应一般都比三环类轻。但氟西汀半衰期长，老年人宜慎用。

抗精神病药。抗精神病药可控制病人行为紊乱、激越、攻击性和幻觉与妄想。剂量应小，症状消失及时停药，以防不良反应发生。可考虑口服小剂量奋乃静。硫利达嗪对病人常见的焦虑、激越有帮助，直立性低血压和锥体外系不良反应较轻，是老年人常用的抗精神病药之一。氟哌啶醇对镇静和直立性低血压作用较轻，不良反应常见锥体外系反应。

临床常用非典型抗精神病药如利培酮、奥氮平等，疗效较好。

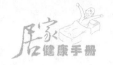

心血管及锥体外系不良反应较少，适合老年病人。

益智药或改善认知功能的药。使用这类医药的目的在于改善患者的认知功能，延缓疾病发展。这类药物的研制和开发方兴未艾，新药层出不穷，对患者的认知功能和行为有一定改善，认知功能评分可提高。根据药理作用益智药可分为作用于神经递质的药物、血管扩张剂、促进脑细胞代谢药等。加强中枢胆碱能活动，可以改善老年人的学习记忆能力。拟胆碱治疗目的是促进和维持残存的胆碱能神经元的功能。扩张血管药和改善脑细胞代谢药物，主要是扩张脑血管，增加脑皮质细胞对氧、葡萄糖、氨基酸和磷脂的利用，促进和改善脑细胞功能，从而达到提高记忆力目的。

五、阿尔茨海默病可以预防吗？

该病的发生主要与遗传有关，但是家族中没有遗传史的患者并不少见。因此，人到中年就应当采取一些措施，预防或降低该病发生的概率。

减少糖、盐、油的摄入量。临床研究发现，青、中年时期经常摄入大量的糖、盐、油，到老年后易患该病。人们平时应以清淡的食物为主，尽量少吃含糖、盐、油多的食物。

少饮或不饮烈性酒。科学研究证实，经常饮酒的人罹患该病的概率要比从不饮酒的人高5～10倍，因为酒精不但使大脑细胞的密度降低，还能使大脑细胞快速萎缩。人们应尽量避免饮酒，尤其应避免饮用烈性酒。

常吃富含胆碱的食物。研究发现，乙酰胆碱的缺乏是人们患该病的主要原因之一。乙酰胆碱有增强记忆力的作用，乙酰胆碱由胆碱合成，人们应多吃富含胆碱的食物，如豆制品、蛋类、花生、核桃、鱼类、肉类、燕麦、小米等。

多吃富含维生素B_{12}的食物。科学家通过研究发现，人常吃富含维生素B_{12}的食物有预防老年痴呆症的作用。富含维生素B_{12}的食物主要包括动物的内脏、海带、红腐乳、臭豆腐、大白菜和萝卜等。

吃饭应吃七分饱。研究发现，每餐都吃得很饱的人极易患阿尔茨海默病。专家建议，老年人每餐都应只吃七分饱，这样不但能起到预防作用，还能很好地保护消化系统。

勤用脑。人的思维功能也是"用进废退"的，大脑接受的信息越多，脑细胞就越发达、越有生命力。因此，老年人应经常进行脑力锻炼的活动，如看书、下棋、吟诗、心算、猜谜语等。

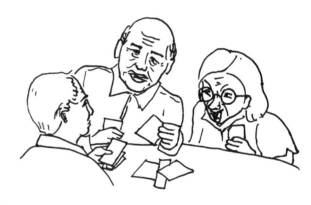

不吸烟。科学家调查发现，吸烟10年以上的人患阿尔茨海默病的概率要远远大于从不吸烟的人。吸烟会引起脑供血供氧不足，脑细胞萎缩。故吸烟的老年人应积极戒烟，避免该病发生。

长期坚持运动。进行体育活动会使人的血液循环加快，从而使通过大脑的血流量增加，使脑细胞得到充足的营养和氧气。故老年人可通过经常参加体育活动来预防该病。

吃食物时多咀嚼。生理学家发现，当人咀嚼食物时，其大脑的血流量会增加20%左右，而大脑血流量的增加对大脑细胞有养护作用。所以老年人在吃食物时要多咀嚼，而不吃食物时也可进行空咀嚼，用此法可预防该病。

防治便秘。相关的调查资料显示，便秘是引发阿尔茨海默病的

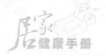

重要原因之一。经常便秘的人，其肠道腐败的积便使细菌繁殖产生过多的氨、硫化氢、组织胺、硫醇和吲哚等多种有毒物质，这些有害物质随着血液循环进入大脑，可诱发阿尔茨海默病。因此，老年人应积极防治便秘，预防该病发生。

经常活动手指、脚趾。临床研究发现，人活动手指和脚趾可以给脑细胞以直接的刺激，对延缓脑细胞的衰老大有好处。因此，老年人可通过打算盘、玩转手中的健身球、练习双手空抓、练书法、弹奏乐器等方式来运动手指。坚持练习赤脚或薄底鞋走鹅卵石路面，走路时有意识练习五脚趾抓地等动作可预防该病发生。

阿尔茨海默病是老年人大脑退化的一种表现，其发病因素有很多种，家族遗传是最显著的病因之一，所以家族里有阿尔茨海默病患者的朋友一定要多加重视，养成良好的生活与饮食习惯。

第十二节　运动功能的杀手——帕金森病

说起帕金森病，大家会想起巴金、陈景润、拳王阿里等名人，他们在日常生活中饱受帕金森病的折磨，不同程度地出现全身僵硬、动作迟缓、双手不停地颤抖等肌肉运动方面的障碍症状。在很多人心目中，帕金森病是一种神秘又可怕的疾病。人们想知道它的可怕之处在哪里，医学是否有办法对帕金森病进行预防和治疗。现在让我们一起来了解这种疾病吧。

一、帕金森病是什么疾病？

帕金森病又称震颤麻痹，是一种常见于中老年人的黑质及黑质-纹状体通路变性所导致的锥体外系疾病，多在50岁至60岁后发病。英国医生詹姆斯·帕金森（James Parkinson）最先描述了该病的许多特性，并将该病命名为"震颤麻痹"。

该病主要表现为运动迟缓，手脚或身体等部分出现震颤，身体变得僵硬，有肌肉强直及运动减少等表现，成为诊断帕金森病的重要依据，故目前将静止性震颤、肌强直、运动减少称为帕金森病三主症。

帕金森病的症状特点

肢体震颤。从一侧上肢远端开始出现肢体震颤，逐渐扩展到同侧下肢及对侧上、下肢，上肢震颤常比下肢重，头部一般最后受累，手指出现节律性震颤形成所谓"搓丸样动作"。早期，肢体处于静止状态时出现震颤，随意运动时可减轻或暂时停止，情绪激动时会加重，睡眠时停止。

运动迟缓、肌张力增高。患者运动减少和动作幅度变小，精细活动障碍，如不能系鞋带、扣纽扣等；写字越写越小；面部表情减少，成为面具脸；走路时上肢摆动少，下肢行走困难，小步前冲，称为"慌张步态"；翻身、行走、进食困难，易呛咳，最终致残，只能长期卧床。

平衡障碍。患者站立和行走时不能保持身体平衡，姿势异常，如身体前倾，膝关节微曲，双上肢不能摆动，身体在快速改

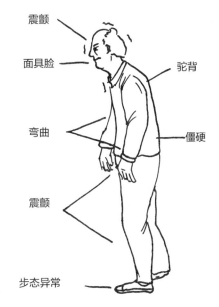

震颤

面具脸

驼背

弯曲

僵硬

震颤

步态异常

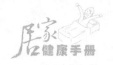

变姿势时，不能及时做出反应，调整身体。

除了饱受运动障碍的折磨，帕金森病患者还会伴有不同程度的焦虑、抑郁、便秘、失眠、认知困难、嗅觉减退、疼痛或麻木等非运动症状，这些都严重影响患者的工作能力和生活质量。

发生帕金森病的原因

帕金森病的患病原因不明，可能与遗传因素、环境因素、老龄化、氧化应激等因素有关。

老龄化。帕金森病的发病率和患病率均随年龄的增高而增加，多在60岁以上发病，发病提示与衰老有关。随年龄增长，正常成年人脑内黑质多巴胺能神经元会渐进性减少。老龄化只是帕金森病发病的危险因素之一。

遗传因素。目前至少有6个致病基因与家族性帕金森病相关。但帕金森病中仅5%~10%有家族史，大部分还是散发病例。遗传因素也只是帕金森病发病的因素之一。

环境因素。20世纪80年代美国学者兰斯顿（Langston）等发现一些吸毒者会快速出现典型的帕金森病样症状，且对左旋多巴制剂有效。研究发现，吸毒者吸食的合成海洛因中含有一种1-甲基-4苯基-1，2，3，6-四氢吡啶（MPTP）的嗜神经毒性物质，该物质在人的大脑内转化为高毒性的1-甲基-4苯基-吡啶离子MPP+，并选择性的进入黑质多巴胺能神经元内，抑制线粒体呼吸链复合物I活性，促发了氧化应激反应，导致多巴胺能神经元的变性死亡。由此学者们提出，线粒体功能障碍可能是帕金森病的致病因素之一，在后续的研究中人们也证实了原发性帕金森病患者线粒体呼吸链复合物I活性在黑质内有选择性的下降。一些除草剂、杀虫剂的化学结构与MPTP相似。随着MPTP的发现，人们意识到环境中一些类似MPTP

的化学物质有可能是帕金森病的致病因素之一。不过接触到MPTP的吸毒者众多，其中仅少数发病，也提示帕金森病可能是多种因素共同作用下的结果。

其他因素。有过严重的脑外伤的人群，可能增加患帕金森病的风险。吸烟、饮咖啡等因素与罹患帕金森病的危险性呈负相关，即吸烟降低帕金森病患病率，这是多项研究中得到的一致性结论。长期摄入少量咖啡因或者可可粉也能减少患帕金森病的机会。总之，帕金森病可能是多个基因和环境因素相互作用的结果。

二、帕金森病如何治疗？能治好吗？

目前帕金森病还不能治愈，只能控制症状，延缓疾病发展，最新版的《中国帕金森病治疗指南》明确提出了对帕金森病的运动症状和非运动症状采取全面综合治疗的理念，并强调"早诊断、早治疗"的用药原则。在治疗中，无论是患者还是医生，都应以控制帕金森病症状、延缓疾病进程为治疗目标，改善患者生活质量。

在治疗方法上，帕金森病的治疗已从以往对症的药物治疗演变为科学的疾病管理：首选药物治疗，保持乐观的心态，辅以科学护理和合理康复锻炼。而非药物治疗则包括认识疾病、补充营养、加强锻炼等。

帕金森病的治疗建议

药物治疗。帕金森病治疗首选是药物治疗，医生需要根据不同患者的个体情况，拟定合理的治疗方案，既要控制帕金森病的运动症状，又要延缓和减少运动并发症，还要有效控制抑郁症状。

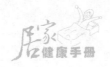
　　对于早发型帕金森病患者的患病初期，目前大多推崇非麦角类多巴胺受体激动剂，或单胺氧化酶抑制剂，也可选用小剂量左旋多巴作为首选药物。其中长半衰期药物，如多巴胺受体激动剂可预防或减少运动并发症的发生，作为多巴胺受体激动剂的代表，普拉克索是唯一得到《中国帕金森病治疗指南》推荐的药物，是可有效改善帕金森病抑郁状态的抗帕金森病药物。

　　对于中晚期帕金森患者，则考虑药物联合治疗改善运动症状，并治疗运动并发症和非运动症状。另外，非麦角类多巴胺受体激动剂也是指南推荐的唯一的抗帕金森病药物。

　　服用抗帕金森病药物应注意以下几点：一是多巴胺受体激动剂的不良反应与左旋多巴相似，治疗初期出现的恶心等症状，多可随治疗进展而逐渐消失，可加用多潘立酮（吗丁啉）缓解症状；二是服用普拉克索时，与食物同服不会降低吸收程度；三是建议左旋多巴应餐前1小时或餐后1.5小时服药。

　　运动疗法。现在，帕金森病的治疗已不再是单纯的药物治疗，

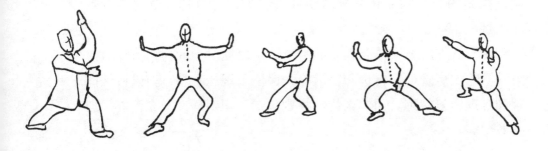

而是一种药物治疗为首选、保持乐观心态、辅以科学护理和合理康复锻炼的综合治疗。

　　专家提醒：太极拳、快走、慢走、游泳都是不错的运动方式，尤其是太极拳，由于节奏匀缓、动作安全，非常适合帕金森病患

者锻炼，坚持每日运动，有助于提高患者的生活自理能力，改善运动功能，并能延长药物的有效期。帕金森病患者应认识到：不能因为运动不便就拒绝运动，一定要鼓励患者长期坚持运动下去，一方面改善大脑的血流量和刺激大脑细胞功能，逐渐增强自身的平衡能力，全面的活动身体各肌肉和关节，才有可能延缓疾病进展。当然，帕金森病患者运动要量力而行，从小运动量开始，循序渐进。患者可以根据自身条件来选择运动的种类，在运动期间，需要与医生加强沟通，讨论运动中的安全事宜、运动时间和运动强度等问题，并且不要擅自加药或减药。

饮食疗法。在饮食方面，帕金森病患者需要保证每日摄入一定量优质蛋白，同时增加膳食纤维的摄入，如蔬菜、水果，预防便秘。用餐最好和服药时间错开，同时保证用餐环境的轻松愉快，进餐时注意细嚼慢咽，防止哽噎发生。

进食方式的选择。普食，适用于咀嚼能力尚好的帕金森病患者；软食，适用于咀嚼能力和消化能力减低的患者，可采用易消化、易咀嚼、细软、无刺激的食品；半流质软食，适用于咀嚼、吞咽功能受一定限制的患者，可选用面片、稀粥、豆腐脑、蛋羹、鸡蛋汤等；流质饮食，适用于晚期患者，咀嚼、吞咽功能明显障碍者。如能由口腔进食者尽量由口腔进食，缓慢以汤匙或奶瓶喂食，防止呛咳。病情严重患者必要时给予鼻饲，一般选用牛奶、豆浆、米汁、麦乳精、藕粉、肉汤、菜汁等作为鼻饲饮食。

缓解便秘。帕金森病患者便秘很常见，饮食中给予适量的新鲜蔬菜、水果和蜂蜜很有必要，既能缓解便秘又能补充维生素类，避免刺激性食物及烟酒等。

多吃谷类和蔬菜瓜果。从谷类中主要能得到碳水化合物、蛋白质、膳食纤维和维生素B等营养，并能获取身体所需的能量，碳水

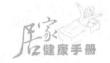

化合物通常不影响左旋多巴的药效。

不宜吃的食物。一是限制蛋白质，帕金森病患者的热能摄入以维持正常体重为宜，过度消瘦与肥胖均不利于治疗。服用多巴胺治疗者宜限制蛋白质摄入量，因蛋白质可影响多巴胺的治疗效果。蛋白质摄入量限制在每日每千克体重0.8克以下，全日总量约40克～50克。在限制总量的范围内，多选用乳、蛋、肉、豆制品等优质蛋白质。禁烟酒及刺激性食品，禁食咖啡、辣椒、芥末、咖喱等。饮食中过高的脂肪也会延迟左旋多巴药物的吸收，影响药效，因此不宜吃肥肉、荤油和动物内脏等。

保持良好心态。45%以上的帕金森病患者有抑郁症状。抑郁症状的出现分为器质性和心因性两种，前者表现特点是：即使帕金森病的运动症状明显改善，抑郁症状仍然不见改观。而心因性是担心病症无法治愈产生的心情低落等情绪。患者可能变得哀伤、忧郁，同时这样的情绪会不可避免地影响家人，表现为对他们乱发脾气，最终影响自己和家人心情，造成恶性循环。因此，保持乐观的心态非常重要。

科学护理。帕金森病患者从发病到晚期逐步丧失运动和生活自理能力，整个病程都需要家人的照料。家属需要学习护理帕金森病患者的知识，在患者日常康复治疗过程中给其帮助，可以有效缓解病情，减轻患者痛苦。患者家属要营造宽松、和谐的家庭气氛，做到理解和关爱患者，在精神上给予他们鼓励和支持，帮助他们克服由身体的病痛带来的心理负担。

帕金森病患者的照顾者一般以配偶、子女为主，在家庭照料中遇到的困难复杂多样，面临生理、心理上的多重考验。社会在关心帕金森病患者的同时，也应该关心其家人、亲友等照顾者，给予他们精神支持和鼓励，通过多种形式为照顾者提供信息和情感的支持。

　　帕金森病患者在衣、食、住、行的细节上都需要家人用心思，尤其是在住的方面。家人需要注意调整家居设置，如地板不能滑，床不宜过高或过低，睡衣、床单最好用细软、透气、吸汗的丝绵和绸缎类。床头灯开关要设置在顺手的地方等，这样的贴心护理才能保证患者的生活少受疾病困扰。

　　总之，医学家对帕金森病的研究还在不断的探索中，人们期待医学生物学的专家们能早日发现攻克帕金森病这种神秘而又可怕的疾病真相，研制出有效的药物。

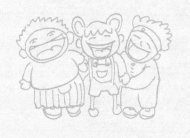

第三篇 保健护理篇

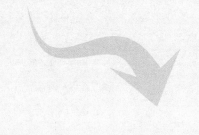

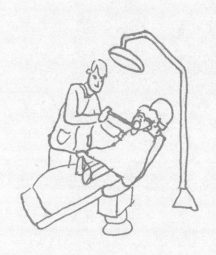

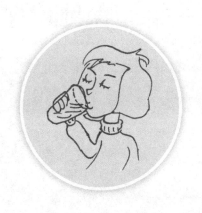

第一节　春季宜养肝

春季万物复苏、阳气升腾，是肝气最活跃的季节，也是养肝护肝的最佳时机。

一、春季应如何养肝？

春季养肝应掌握三个重点。

第一，充足睡眠是保障。按时就寝，保证充足睡眠是养肝的最好方法。

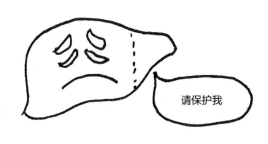

请保护我

第二，合理饮食是基础。规律饮食，维持良好的脾胃功能是养肝必不可少的条件。

第三，身心愉悦是关键。做到心胸开阔，情绪乐观，保持心境恬愉，是养肝的重要因素。

二、养肝对睡眠和起居有哪些要求？

春季睡眠要求

"晚睡早起"。不要早起是指早上5～7点与太阳同时"起

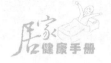
床"，有利于阳气的吸收。晚点睡不是越晚越好，最好在晚上11点前入睡，否则肝火上升，第二天容易双目赤红。

睡眠要充足。在春季，人常有困倦之感，早晨不易睡醒。这是因为春季气温回升，人体活动量增加，体表末梢血管开始舒张，体表血流量增大，脑部的供氧量相对不足，从而产生"春困"现象。此时，中老年人要积极做好身体的调适，每天中午最好午睡一个小时左右，以补春季睡眠之不足但又要防止睡眠过多，一般每天睡8小时即可。

春季起居要求

穿衣要"捂"。春季穿衣要以"捂"为主，尤其是中老年人应注意保暖，特别是膝关节不能受凉。古代医学家孙思邈主张"春天不可薄衣"。春季乍暖还寒，气温多变，如果衣着单薄，保暖措施不当，极易受寒患病。中老年人各种生理功能减退，对气候变化的适应能力较差，有意地"春捂"尤其重要。要根据自己的身体状况，结合气候变化，随时增减衣服，春季衣着应选择纯棉织品，柔软轻便，贴身保暖。

多动少坐。春季人们应尽可能到户外活动，但应锻炼有度，运动量不宜过大，以免大汗淋漓伤阳气，以运动后精力充沛、身体舒服为度。健步走是最适合春季进行的运动，运动既能控制体重，又能消除过多脂肪对肝脏的危害，还能加快血液循环，保障肝脏得到更多的氧气与养料。也可选择慢跑、太极拳、易筋经等。

起居"三忌"。一忌站着穿裤防摔倒；二忌裤带过紧防痔疮；三忌用力排便防晕倒、休克，甚至脑出血，发生危险。

三、春季养肝的饮食秘诀

春季饮食宜清淡。青色的饮食、天然原味的绿色青菜有利于肝脏。中医讲"肝主青色，青色如（入）肝经"。青色的食物可以起到养肝的作用，而刺激、辛辣、大鱼大肉、油腻的食物会增加肝脏负担。养肝的食品首选谷类，其次为桂圆、栗子、红枣、核桃；蔬菜有绿豆芽、黄豆芽、菠菜、芹菜、莴笋、马兰菜、荠菜、香菜、香椿等；水果有鸭梨、大枣、柑橘、猕猴桃、香蕉等。

多饮水、少饮酒。初春寒冷干燥易缺水，多喝水可补充体液，增强血液循环，促进新陈代谢，并有利于消化吸收和排除废物，减少代谢产物和毒素对肝脏的损害。初春时节，寒气较盛，少量饮酒有利于通经、活血、化瘀，利于肝气升发，但肝脏代谢酒精能力有限，贪杯过量必伤肝。

科学膳食，保证热量，适当减少食量。粗细搭配，不能偏细、偏食。蛋白质宜"精"，脂肪宜少。饮食应忌寒凉、忌陈菜、忌盐多，食盐摄入量每日应低于5克。

四、春季养肝，应保持好心情

"怒伤肝"，生气发怒易导致肝的气血淤滞不畅而致病。

学会控制情绪。老年人应尽力做到心平气和、乐观开朗，使肝火"熄灭"，肝气能够正常生发、顺调。

老年人应培养自己的兴趣爱好，陶冶情操，比如画画、写字、运动锻炼、唱歌、跳广场舞、旅游等，走出家庭，走向社会，走进大自然，使心境愉悦、视野开阔。

中医强调"春夏养阳，秋冬养阴"，如果老年人在春季把肝

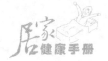
居家健康手册

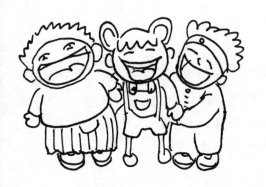

气调养好了，不仅本季节不患病或少患病，而且对夏季防病养生也极为有利。

第二节　夏季宜养心

中医阴阳五行学说将心和夏季归属到一起，夏季气候炎热，汗液外泄，易耗伤心气，所以夏季要重视养心。长夏多湿多雨，与五脏之脾相应，而脾喜燥恶湿，因此夏季也易伤脾，夏季的热、湿邪最宜伤及心、脾两脏，因此养好脾胃对老年人的健康至关重要。

一、夏季有哪些养心方法？

午睡养心。中医认为，午睡是养心的好方法。心为阳脏，在中午阳气偏盛的时候，需要休息来养阴，达到阴阳调和的目的，特别是患有心脑血管疾病的中老年人，如果不注意午休，会引起血液黏稠度增加，甚至会增加发生心肌梗死的危险。

红色食物养心。从阴阳五行来说，红为火，入心，补气补血，道出了古人在夏季用红色养心的奥秘。夏季常见的三种宜食的红色食物是番茄、胡萝卜、红豆。

按摩少府穴。中医上通过按摩护心的方法有很多，最简单、最容易掌握的就是按摩心经穴位少府穴。少府穴位于掌心第四、第五掌骨，握拳时无名指和小指指端

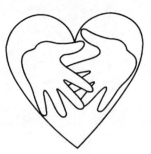

之间。可以经常用拇指按压此穴10~15分钟。

常备急救药。心血管疾病为全世界三大主要死因之一，如冠心病、高血压，其发病给老年人造成的危害十分严重，故常备复方丹参滴丸、速效救心丸、硝酸甘油等药以备急需是非常必要的。

二、夏季如何进行心理调适?

夏季天气炎热，室外活动受限，人容易出现心神不宁，容易烦躁。烦躁时心率加快，心脏负担增加。"心静自然凉"有一定的道理，夏天首先要让心静下来，才能保养心脏。"心静"应做到"三多两少"。

多闭目。闭目养神可帮助人们排除杂念。

多乘凉。夏季养心要适当出汗，出汗可使身体阳气顺畅、津液充足。但出汗多，易导致血液黏稠度增高，增加发生心血管疾病的危险。所以夏天要降低活动强度，避免过度出汗，并适当喝淡盐水以补充体内水分。不能在空调房间"清凉"时间过长。老年人可根据自己身体的状况选择散步、慢跑、太极拳、气功、呼吸操等运动来锻炼身体。

多静坐。"静则神安"，老年人每天应在树荫下或屋内静坐，15~30分钟即可。也可欣赏优美的画册、听舒缓的音乐，或钓鱼、打太极拳等。

"两少"。减少个人对外界事物的欲望，人上了年纪应降低欲望，接受自己精力和能力下降的现实，人的欲望与痛苦程度成正比。减少快节奏的生活模式，减少思考和减慢身体行动的节拍，人的精气神消耗也就减慢，衰老也会随之减慢。

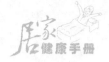

三、夏季起居要求有哪些?

起居有常。夏季是一年中气温最高的季节,人体新陈代谢十分旺盛,应晚睡早起,就寝时间在晚上11点之前,起床时间在早上5～6点。养成午睡的习惯,但时间不宜过长,一般以30分钟为宜。"夏夜避风如避箭",在室内睡觉不宜选择过堂风口之处,不宜饭后立即躺卧。夏季着装应轻、薄、柔软,穿着舒适、凉爽。不妄劳作,适当活动,以适应夏季的养生特点。

运动有度。夏季是阳气最旺的时节,运动时注意保护阳气,适度运动,动静相宜。锻炼时间应选择在清晨或傍晚天气凉爽时,尽量避免在上午10点至下午3点紫外线最强的时候锻炼。活动场地宜选择在有湖泊、江河、公园、庭院、树林等空气流通、新鲜的地方,并随时注意饮水补充体液。夏季锻炼注意运动量不宜过大,强度不宜过高,动作的频率不宜过快。

饮食有节。炎热的夏季人体消耗能量增大,因此,养心健脾是夏季至关重要的一环。提倡"五低"饮食,即低盐、低脂、低糖、低胆固醇和低刺激食物,宜清补、平补。

四、为什么提倡少吃肉食?

很多老年人对肉类或者脂肪类的食物比较偏爱,这样不利于老年人的身体健康,这样吃不仅会导致身体中出现营养失衡,引起新陈代谢紊乱,更容易患上高血压发病、高脂血症、冠心病等,严重者还会出现心脑血管疾病急重症,危及生命。老年人夏季养生应该多吃可健脾消暑的食物,如苦瓜、豆腐以及绿豆和玉米等,少吃不容易消化、油腻、辛辣的食物,避免伤害脾胃功能。

五、为什么应该少吃甜食?

一些老年人在夏季吃甜食较多,喜爱冰激凌或者是甜饮品,甜食中含大量糖分,热量较高,中老年人吃太多的甜食将影响脾胃功能,最终食欲下降、消化不良。而且吃了太多的甜食,过多的糖不能完全消耗,就会储存在我们的身体之中成为脂肪,引起肥胖,随之而来的就是血脂、血糖上升,导致血管硬化,心脑血管疾病提前到来。

六、为什么要少喝冷饮?

中老年人的脾胃消化以及吸收的能力正在逐步退化,夏季酷暑难耐,虽然冷饮能够有效消暑解热,但在脾胃功能下降的情况下,吃生冷食物或冷饮,可进一步损伤脾胃,刺激消化道黏膜,低温使局部血流减少,使肠胃蠕动变慢,胃部出现饱胀不适,甚至会出现胃痉挛、急性腹痛、腹泻等情况。中老年人应该少喝冷饮,少食生冷食物。不能喝浓茶,以饮温开水、淡茶、绿豆汤、酸梅汤、菊花茶等为宜,最好不喝碳酸饮料和含糖过多的饮料。

七、适合夏季养生的食物有哪些?

番茄。烈日当头,如何防晒是大家最关心的话题。番茄所含的番茄红素是抗氧化、抗辐射的生物活性物质,可以有效防止自由基、紫外线及各种外部辐射对皮肤细胞的损害,预防黑色素生成。同时番茄还富含能促进胶原蛋白生成的维生素C,有助皮肤保持弹性,避免松弛。

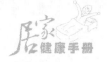

苦瓜。吃苦瓜利于清凉降火，其含有的苦瓜甙和苦味素能健脾开胃，所含的生物碱类物质奎宁，有利尿活血、退热、清心明目的功效，苦瓜的维生素C含量很高，具有预防维生素C缺乏病、提高机体抵抗力等作用。此外，苦瓜中还含有类似胰岛素的物质，有降低血糖的作用，是糖尿病患者的理想食品。不过，苦瓜性寒凉，孕妇和脾胃虚寒的人应少吃。

穿心莲。穿心莲也叫苦胆草，性寒味苦。鲜品可食药两用，能有效消暑解热，凉血消肿。对夏季常见的急性菌痢、急性胃肠炎、尿路感染、感冒以及气管炎、肺炎、胆囊炎、咽喉肿痛、烫伤、毒虫叮咬等均有不同程度的疗效。需要提醒的是，穿心莲性凉，体虚、容易腹泻和体寒的人最好少吃。

茼蒿。炎热的夏季，食欲不振是一种普遍现象，此时不妨吃些茼蒿。茼蒿清香，口感脆嫩，易于烹调。茼蒿含有丰富的芳香挥发油，中医讲芳香植物可以开窍，还可以宽中理气、开胃消食，也就是我们常说的能增强食欲、促进消化。茼蒿还含有较多的钾等矿物质，能调节体液代谢，消除水肿。

芦笋。芦笋富含多种营养物质，性味甘寒，有清热的功效。芦笋含丰富的黄酮类物质，具有很强的抗氧化作用，对抵抗衰老有较好效果。此外，芦笋还是防止胀气的超级食品。

苋菜。在夏季上市的众多蔬菜中，苋菜也很值得推荐。苋菜味甘、性凉，归大肠、小肠经，具有清热解毒，除湿止痢，通利二便的功效。从营养角度来说，苋菜富含多种人体需要的维生素和矿物质，其中钙含量尤其丰富。数据显示，每100克苋菜的钙含量高达180毫克，苋菜还富含镁、钾和维生素K等多种营养素，是补钙健骨的好食材。

八、夏季的饮食原则

少量多餐，适当加餐补充营养。由于咀嚼及吞咽能力差，老年人一餐吃不了多少东西。营养师建议老年人一天分成5～6餐进食，在3次正餐之间加一些点心，像杂粮粥、燕麦片，或是豆浆、切小块的水果、坚果等。

用豆制品取代部分动物蛋白。在人体衰老的过程中，蛋白质分解代谢增强，合成代谢变得缓慢，而且利用率也低，因此老年人需要多补充蛋白质。由于肉类的摄取必须限量，一部分蛋白质来源应由豆类及豆制品取代。花生、核桃、杏仁等坚果便含有优质蛋白质。

主食加入蔬菜一起烹调。如果老人常以稀饭或汤面作为主食，每次可以加进1～2种蔬菜一起煮，确保每天至少吃到250克蔬菜。尽量挑选质地比较软的蔬菜，像番茄、丝瓜、冬瓜、南瓜、茄子及叶菜类的嫩叶等，可以将蔬菜切成小丁或细丝后再烹调。

每天吃两份水果。新鲜水果是膳食中维生素、矿物质和纤维素的重要来源，对于调节体内代谢有重要作用，建议老年人每天摄入两份（200～400克）水果。一些质地软的水果，如香蕉、西瓜、桃子、木瓜、杧果、奇异果等都很适合老年人食用，可以切成薄片或是用汤匙刮成水果泥吃。

如果要打成果汁，必须注意控制分量，打汁时可以多加些水稀释。

补充B族维生素。生病、服药或是手术过后都会造成B族维生素大量流失，对于患病老人来说，要特别注意补充。全谷类及坚果都含有丰富的B族维生素。所以，在为老年人准备三餐时不妨加一些糙米和白米一起煮成稀饭，也可将少量坚果放进果汁机里打碎成

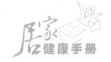

粉，加到燕麦里一起煮成燕麦粥。

限制油脂摄取。老人摄取油脂要以植物油为主，避免肥肉、动物油脂（猪油、牛油），要少用油炸的烹调方式。甜点糕饼类的油脂含量很高，应尽量少吃。多不饱和脂肪酸有玉米油、葵花籽油等，单不饱和脂肪酸有橄榄油、花生油等，应该轮换着吃，这样能均衡摄取各种脂肪酸。

善用其他调味方法。味觉不敏感的老年人吃东西常觉得口淡无味，烹调时多用带有香气的食物，可让饭菜少盐又美味。一些有强烈气味的蔬菜，如香菜、香菇、洋葱，可用以炒菜或煮汤粥。用白醋、橙汁或是菠萝、柠檬等带有果酸味的食材，可以改变烹饪的味道。少许气味浓厚的中药材，如当归、肉桂、五香、八角或者枸杞子、红枣等，有助于促进老年人的食欲。

少吃辛辣食物。虽然辛辣香料能挑起食欲，但如果吃多了这类食物，容易伤阴，造成体内水分、电解质不平衡，会出现口干舌燥、火气大、睡不好等症状。

白天多补充水分。因为担心尿失禁及夜间频跑厕所，不少老年人几乎整天不大喝水，这对健康非常不利。最好早上起床就先饮一杯白开水、果汁水或淡茶水，老年人每日饮水量至少应达到1 200毫升（约6杯），晚餐之后减少水分摄入，避免夜间上厕所影响睡眠。

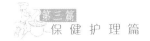
第三节　秋季宜养肺

秋天是人们感觉最舒适的季节，但秋季气温逐渐转凉，也是老年人易发病的时节。秋季养生，养肺是重点。因肺喜湿而恶燥，而秋天的干燥非常容易伤肺，老年人需要了解一些秋季保健知识，才能有效保障老年人的秋季健康。

一、为什么秋季进补需要防"秋燥"？

随着秋季的到来，天气渐渐转凉，空气也变得干燥。人体会产生一系列因干燥而引起的生理变化，例如口渴、咽干、皮肤干燥等，如伤及胃肠，则会有心热烦渴、不思饮食、大便干结等现象，这就是我们常说的"秋燥"。秋燥在一定条件下会成为致病诱因，此时就被称为"燥邪"。一般来说，健康人是能适应这种气候变化的，但对于老年人来说则是一种严峻的考验，因为老年人对气候变化的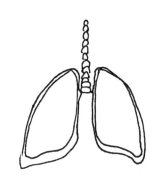
适应能力较差，机体免疫力下降，容易反复发生上呼吸道感染、支气管炎，加重肺气肿、肺心病、冠心病及心脑血管等疾病。因此，秋季防"秋燥"，对老年人来说尤为重要。秋季正确进补可以改善老年人的体质，有健身、祛病、延年之益。

二、您知道防止"秋燥"的食物吗？

首先，秋季进补应选用"补而不峻""防燥不腻"的平补之品，如茭白、南瓜、莲子、桂圆、黑芝麻、红枣、核桃、猪肝、

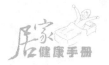

鸡、鸭、牛肉等。对于脾胃虚弱的老年人，要注意吃一些健脾益气、开胃消食的食物。这类食物有大米、小米、玉米、薏苡仁、高粱、小麦、荞麦、白扁豆、黄豆、甘薯、牛肚、鸡肉、兔肉、草鱼、鲫鱼、鳙鱼、平鱼、黄花鱼、番茄、南瓜、莲藕、白萝卜、香菇、蘑菇、猴头菇、白木耳、板栗、山楂、无花果、花生、红枣、木瓜、山药等。老年人可以选这些食物做成粥、羹、汤食用。

其次，秋季容易出现口唇干等"秋燥"症候，应选用滋养润燥、益中补气的食品，以清润为主，如萝卜、银耳、梨、柑、桔、荸荠、甘蔗、百合、莲子、藕、核桃、芝麻、糯米、蜂蜜、猪肺、猪皮、新鲜蔬菜等。此外还要多饮水、淡茶、豆浆及牛奶等。

秋季气候干燥，不宜多吃煎、炸、热、燥、油腻之物；少吃葱、姜、蒜、韭、椒（包括胡椒、花椒、辣椒）、烈酒等辛辣香燥之品；入秋之后应少食寒凉的瓜果，脾胃虚寒者尤其要注意。秋季调理要注意清泄胃中之火，以使体内的湿热之邪从小便排出，待胃火退后再进补。

三、秋季养肺有何好方法？

调节饮食。老年人应做好饮食调节，以便养肺生津。老年人由于五脏衰弱，肠胃薄弱，如果饮食生冷无节，饥饱无常，势必损伤脾胃。肺与白色相对应，白色食物有养肺功效，但白色食物性偏寒凉，生吃容易伤脾胃，因此，秋季老年人应少吃多餐，多食熟、软、清淡的食物，如燕麦、杏仁、雪梨、蜂蜜、淮山药、百合、白萝卜、莲子、甘蔗、银耳等。补充水分也是肺保养的重要措施，每日至少要比其他季节多喝水500毫升以上，以保持肺与呼吸道的正常湿润度。还可直接将水"摄入"呼吸道，方法是将热水倒入杯

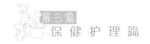

中，用鼻子对准杯口吸入，每次10分钟，每日2～3次即可。

愉悦身心。秋天自然界万物萧条、凄凉的景色容易使老年人出现悲观、伤感的消极情绪。所以老年人秋季应特别注意精神心理方面的保健，可适当选择琴棋书画、养花种草、玩物赏鸟、唱歌跳舞等文化娱乐活动，以愉悦身心、陶冶情操，消除常见的忧郁、沮丧情绪。

加强锻炼。秋天气候转凉，是进行室外运动的好时机，老年人可根据个人的爱好和兴趣，在力所能及的情况下选择适宜的锻炼项目，如散步、慢跑、做操、练拳、打球、郊游等。另外，坚持在日常生活中按摩鼻部，进行主动咳嗽、缩唇呼吸以及腹式呼吸法、轻叩肺腧穴等活动，也可养肺。

耐寒训练。秋季温差变化较大，风寒邪气极易伤人，加上老年人抵抗力和适应能力降低，尤易患感冒、肺炎，甚至因发生心衰而危及生命。因此应注意防寒保暖，平时可坚持用冷水洗脸、擦鼻提高耐寒能力。中年人群，若无心脑血管等基础疾病，可从夏天开始练习冷水浴，提高耐寒防感冒的能力，还可选择一些有助于提高抗寒能力的有氧运动项目，如坚持徒步旅行、冷空气浴、干毛巾擦浴、秋冬泳等。

第四节　冬季养肾最重要

一、冬季为什么养肾？

冬季，许多心脑血管疾病、呼吸系统疾病容易复发或加重，特别是那些严重威胁生命的疾病，如脑血管意外、心肌梗死等。在

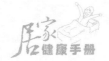

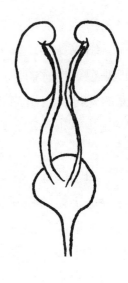

冬季这些疾病不仅发病率明显增高，而且病死率亦在上升。冬季天寒地冻，万物凋零，寒气凝滞收引，易致人体气血不畅，而此时人体阳气收藏，气血趋向于里，皮肤致密，水湿不易从体表外泄，经肾、膀胱的气化，少部分变为津液散布周身，大部分化为水，下注膀胱成为尿液，无形中加重了肾脏的负担。中医认为肾是人体的"先天之本"，冬季与肾相应，当天气寒冷时，最易伤害肾的精气，容易发生腰膝冷痛、夜尿频多、阳痿遗精等疾病，而且，肾阳虚又伤及肾阴，肾阴不足，则咽干口燥，头晕耳鸣，故冬天对肾的保养十分重要。

二、您知道哪些食物有益养肾吗?

冬季养生的基本原则为"藏"，应遵循"秋冬养阴""养肾防寒""无扰乎阳"的原则，以滋阴潜阳，增加热量为主。这个季节肾既要维持冬季热量支出，又要为来年储存能量，所以要多吃些有热量的动物性食品和豆类。人怕冷与其体内缺乏矿物质和维生素有关，应注意补充矿物质和维生素。同时寒冷天气也使人体对蛋氨酸的需求量增大，冬季应多摄取含蛋氨酸较多的食物，如芝麻、葵花籽、乳制品、酵母、叶类蔬菜等，并补充维生素和矿物质，羊肉、鹅肉、鸭肉、大豆、核桃、栗子、木耳、红薯、萝卜等均是冬季适宜食物。

老年人在饮食方面尤其要注意食物种类的多样性。冬季养肾可多食黑色食物，如黑枣、黑米、黑芝麻、黑木耳、黑豆等。饮食摄入多样才能保证营养均衡。可多吃一点莲子、淮山药、藕粉、菱角、核桃等补脾肾的食物。食物少油腻，每日食用油控制在25克以内。黏硬、生冷的食物应少吃，冬季吃这类食物易损伤脾胃；食物过热易烫伤食管。冬天肾的功能偏旺，如果吃得偏咸，肾气会更旺，反而极大地伤害肾脏，因此冬天少食咸味食物，以免增加肾脏负担，多吃苦味食物，补益心脏，增强肾脏功能，还可以吃一些橘子、猪肝、羊肝、大头菜、莴苣、醋、茶等。

从中医的角度来说，养肾还分为养肾阳，养肾阴，养肾精，以及养肾气。

养肾阳主要是针对肾阳虚的人群。肾阳虚的主要表现是腰以下发凉，尿多而清长，夜尿多。男子精冷、阴冷，女子则带冷。舌质淡苔白，脉沉无力。护肾阳的主要原则是"三多三少"。"三多"指多穿衣服，裤子要暖和；多晒太阳；多吃温补类食物。"三少"指少出汗，少劳累（包括过度运动），少吃寒凉。

养肾阴是对于肾阴虚的人群。肾阴虚表现为五心烦热。腰以下发热，尤其足底心发烫，梦多少眠，腰膝酸软，遗精带下。头晕耳鸣，咽干舌红，脉沉细数。这类人群应注意平时可多吃枸杞子炖肉、山药、何首乌炖肉或桑葚、龟、鳖、墨鱼、黑枣、黑芝麻、黑豆、黑米等，或服用六味地黄丸。

养肾精主要针对肾精不足的人群。肾精不足一般表现为头昏、神疲、腰酸膝软、耳鸣耳聋、发脱齿落、早衰或小儿发育迟缓、健忘、反应迟钝、思维迟缓、精少、带少、月经少、性欲减退、阳痿、早泄、不孕等。这类人群可以多喝鸡汤、骨头汤；多吃核桃、桑葚、黑枣等；适量吃些枸杞子、黄精、何首乌、鹿茸、鹿角胶、阿胶炖肉。

养肾气主要是针对肾气不足的人群。肾气不足又分为两种情

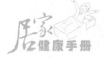

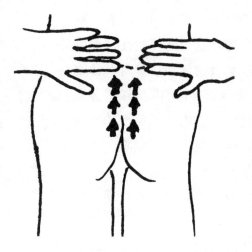

况：一种是肾气不固，特点是乏力、吸气困难、呼多吸少、神疲乏力，以及腰酸膝软、尿多便稀、遗精、带少。养生原则是固摄肾气，应该避免过劳。日常可食用核桃、枸杞子、何首乌、熟地、六味地黄丸以及大补之药如人参等。另一种是卫虚失御，免疫力下降，容易生病，特点是头昏乏力、腰酸膝软、尿多、怕冷，常见伤风感冒流清涕等症。可多吃枸杞子、核桃。中药可选择六味地黄丸，或何首乌片，或人参泡水饮。同时经常按摩穴位也可以养肾气，如肾腧穴（腰眼，即第二腰椎棘突下，旁开1.5寸）、足三里穴（外膝眼下3寸）、三阴交穴（内踝上3寸）。

一年四季中"春应肝，夏应心，长夏应脾，秋应肺，冬应肾"，所以按照人与天地的关系，冬天重点在养肾。

第五节　药枕养生好处多

一、药枕对养生有哪些好处呢?

中医认为，头为诸阳之会、精明之府，气血皆上聚于头部，头与全身经络腧穴紧密相连。中药枕头中许多药物含大量挥发性物质，可直接作用于局部皮肤黏膜，起到消炎杀菌、镇静止痛、扩张血管、健脑增智的作用。使用者处在药物作用的局部环境中，有助于调整人的身心状态，提高机体免疫力，调节内分泌，从而促进气血平衡，调节阴阳。药理研究证明，某些芳香性药物的挥发成分有祛痰定惊、开窍醒脑、扩张外周血管的作用。药枕疗法属外治范畴，在睡觉的时候枕在头下即可，药物不直接接触人体，人体吸收量少，作用缓慢，作用时间长，基本无毒性反应，安全可靠，既能治病，又能防老抗衰，起到保健防病的目的，因而很适宜老年人的保健治疗。

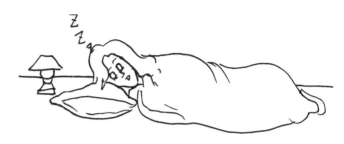

二、如何制作药枕？

近年来，中药枕头的种类越来越多，我们给大家介绍常见药枕的作用及制作方法。

四季保健药枕。春季药枕。蔓荆子、青葙子、黄菊花、薄荷、钩藤各250克，装进枕中每日枕用。春季万物生发，体内风热随之而动，故选用上述五味疏风清热的中药，取其芳香之气吸入人体内，以消除疲劳，预防感冒。尤其适于头晕、头痛及高血压患者。

夏季药枕。生大黄、荷叶、蔓荆子、藿香、苍术各250克，装入枕中每日枕用。夏日炎炎，酷热难当，体内湿气常聚，人多见疲惫不堪。选用清热、消暑、除湿的五味中药，在一定程度上可避免暑气侵脑，减少头晕目眩。对体胖多痰、湿热较重者尤为适宜。

秋季药枕。瓜蒌仁、旋覆花、五味子、桔梗、射干、陈皮各250克，装入枕中每日枕用。秋季按五行属金，秋风肃杀，多影响人的肺气，引发咳嗽、哮喘、胸闷。选用以上降气、平咳、止喘药物，

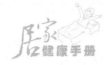

可使肺气通达而少生咳喘。本方对支气管炎、哮喘、咳嗽痰多者最为适宜。

冬季药枕。干姜200克，麻黄、附子、木香、陈茄子各250克，装入枕中每日枕用。冬季寒气逼人，头颈部易受寒引起周身不适（酸痛），关节疼痛常见。选用辛香的药物，可以防寒，保护大脑不受伤害。对年老体衰、命门火弱、阳虚怕冷者，尤为适宜。

菊花枕。菊花枕是一种传统药枕，有健身疗疾的作用。

制作方法：选用菊花干品1 000克，川芎400克，丹皮、白芷各200克，装入枕套内，使药物缓慢挥发，一般每个药枕可连续使用6个月左右。菊花不仅是一种观赏花卉，还是一味中药。中医认为，菊花味甘苦，性微寒，有清热解毒、清肝明目的功能。现代医学研究证实，菊花含菊甙、腺嘌呤、黄酮等，具有降压作用，并对葡萄球菌、链球菌、痢疾杆菌、流感病毒及皮肤真菌均有一定程度的抑制作用。此外，还有消炎、扩张冠状动脉、改善心肌缺血、降低血压的功效。川芎、丹皮、白芷分别具有活血行气，清热凉血，祛风解表，生肌止痛的功效。菊花与这三味药配伍，可加强药力。

降压药枕。花卉降压枕。花卉的芳香，不仅给人以喜悦怡人的感觉，还有助于降血压。经常置身于优美、芬芳、静谧的花木丛中，可使人的皮肤温度降低（1℃～2℃），脉搏平均每分钟减少（4～8次），使呼吸慢而均匀，血流缓慢，心脏负担减轻，血压也有不同程度的下降，可使人的嗅觉、听觉和思维活动的敏感性增强。花卉疗法可作为一、二期高血压患者的辅助治疗手段，但花粉过敏者不宜使用。

用决明子、菊花、夏枯草、桑叶各150克做枕，对治疗高血压有良好的辅助治疗作用。

白菊花、艾叶、银花叶各250克，矾石120克，装入布袋做成药

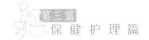
枕伴睡，也具有降血压的作用。

明目枕。《本草纲目》中列有"明目枕"，称用"苦荞麦皮、黑豆皮、绿豆皮、决明子、菊花同作枕，至老明目"。单用决明子子做成药枕，当枕头垫睡，也有明目作用。

治颈椎病药枕。可用葛根、白芍、木瓜、防风、羌活、鸡血藤等各100克研末做成药枕。

治腰腿痛药枕。可用川草乌、桂皮、杜仲、乌药各100克研末，再加冰片10克共做枕，具有一定疗效。

以上这些药枕的药物，除种子类药物外，都应切碎或碾碎如豆粒大小，使人们在枕用时感到舒适，并使药气扩散（装入枕芯前应混合均匀），充分发挥药力。睡药枕时可以在药枕下面垫一个普通枕。药枕大小根据用药数量多少，枕的高度、硬度、弹性等应适宜。

第六节　适宜运动益健康

一、树立运动的理念很关键

步入老年阶段后，人身体各组织、器官退行变化明显，高血压、心脏病、糖尿病等慢性疾病接踵而至，也非常容易发生跌倒、骨折等意外事件。适当的体育锻炼对于老年人的健康有很大好处，可促进血液循环，提高机体免疫力。增加肌肉的锻炼，能有效减少肌肉无力、步态不稳引起的跌倒损伤事件发生。老年人感觉自己有活力，和年轻人一样能干，运动型的老年人比普通老年人群活得潇洒。人际交往广、活动能力强，不仅可大大延缓衰老，增强体质，

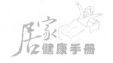

还能明显改善心态和不良情绪，使老年时期的生活质量得到明显的提高。

二、适宜运动有哪些好处？

运动能有效地预防和治疗多种慢性疾病，如慢性支气管炎、肺气肿、哮喘，如能长期坚持耐力训练、腹式呼吸和缩唇呼吸锻炼，能有效地改善肺的通气功能，改善缺氧，提高机体的免疫能力，减少感冒的机会慢性病的发病概率。

长期坚持健身跑、太极拳、保健操、步行锻炼等能有效提高身体素质和抵抗疾病的水平。

体育运动锻炼可提高激素水平以及调节因子的水平，改善骨质的新陈代谢，增强对钙的调节，有效防止骨质疏松。

体育锻炼能治疗糖尿病，有助于降低血糖水平、提高机体对胰岛素的敏感性。

三、适合的运动方式有哪些？

当人们步入老年期之后，身体各个器官的功能逐渐出现不同程度的减退，加上疾病的影响，身体的反应能力、对运动强度的承受能力与年轻人相比都有很大程度的降低。那么，什么样的运动方式和种类适合老年人呢？

老年人的健身方法很多，比较典型的有"交替运动""慢运动""温和运动"等，下面我们分别介绍三种运动的概念和方式。

交替运动。交替运动的概念是近年来根据相对医学理论而产生的一种新的健身观念和方法，是提高自我保护能力、促进健身效果的一种新措施。研究表明，经常进行交替运动，能使人体各系统生理功能交替进行锻炼，对自我保健颇为有益。尤其是老年人，可根据自己的身体状况做好运动安排。常见的交替运动包括：

体脑交替。鼓励人们在进行体力锻炼活动，如健身操、游泳、慢跑时，同时也交替进行脑力锻炼活动，如参加棋牌类活动、智力游戏、背诵诗词、猜谜语等，坚持常练手脚、勤动脑，脑力、体力一起锻炼，以全面达到抗衰老的目的。

动静交替。鼓励人们一方面不断进行体力和脑力锻炼，另一方面安排一定的时间使身体、大脑都安静下来，让全身肌肉放松，去除一切杂念，使全身心得到放松，有效调节和改善大脑皮层的功能及呼吸、循环系统功能。

正反交替。鼓励身体条件好的人，在保障安全的前提下，不妨做一些"反运动"，如倒着行走之类"反运动"，可弥补"正运动"的不足，使人体所有器官都得到锻炼。但要慎重，量力而行，避免发生摔伤等意外。

冷热交替。冬泳、夏泳交替，冷水澡和热水澡交替是"冷热交替"的典型运动。"冷热交替"不仅能帮助人适应季节和气候的变化，提高免疫力，而且对人体的内脏器官与体表组织的血液循环及代谢有显著的改善作用。有高血压等心脑血管病史禁止采用，老年人也不宜采用。这项运动应从年轻时就开始长期坚持。

上下交替。经常慢跑虽然使腿部肌肉得到了锻炼，但上肢却没有得到多少活动，不妨再参加一些频繁使用上肢的运动，如投掷、打球、玩哑铃、拉扩胸器等，可使上、下肢得到均衡的锻炼。

左右交替。平时习惯用左手、左腿者，不妨多活动右手、右腿，反之亦然。"左右交替"不仅能使左、右肢体功能和大脑左、右两半球的功能同时得到全面发展，对老年人心脑血管疾病也有很

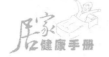

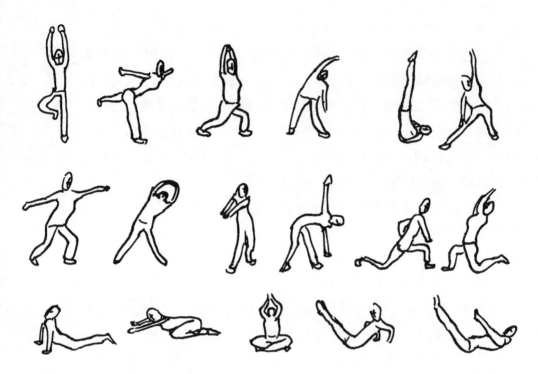

好的预防保健作用。

正、倒立交替。科学证实，经常倒立可改善血液循环，增强内脏功能，能使人耳聪目明，记忆力增强，对癌症、意志消沉、心绪不宁等精神疾病功效也佳。从青壮年时期开始并坚持，老年人不宜，以免发生意外。

穿鞋、脱鞋交替。足底有与内脏器官相联系的敏感区，赤足走路时，敏感区首先受刺激，然后把信号传入相关的内脏器官以及和内脏器官相关的大脑皮层，发挥人体内协调作用，达到健身的目的。

走跑交替。它是人移动方式的结合，更是体育锻炼的一种方法。先走后跑，交替进行；走跑交替若能经常进行，可增强体质，增加腰背及腿部的力量，对防治"老寒腿"、腰肌劳损、椎间盘突

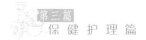

出症有良好的作用。

胸、腹式呼吸交替。专家认为，经常的胸、腹交替呼吸，有利于肺泡气体交换，可明显减少呼吸道疾病发生，对老年慢性支气管炎、肺气肿病人颇有裨益。

慢运动。安全是老人运动的重要前提。尤其是高龄老人。一些强度较小、节奏较慢的休闲活动项目比较适合老年人，太极拳、呼吸健身操、散步、慢跑、气功、瑜伽等舒缓的有氧运动，适合老年人长期坚持，我们称这些项目为"慢运动"。做饭、拖地等有一定强度的家务劳动，对老年人也适合。有的家人请保姆，给老人买菜做饭，让老年人每天生活的主旋律就是平卧和端坐，非常不利于老年人保持活动能力和锻炼大脑。有益身心的体育娱乐项目，如钓鱼、下棋等。这类运动方式最大的优势就是安全性高，受伤概率小、强度不大，更适合高龄老年人的身体状态，并且容易坚持。一般来说，一次剧烈运动后，可能需要一周的时间来恢复，慢运动则完全没有这种担忧，而且很多慢运动都融入了人们的生活，如晨练、散步、遛狗、买菜、做饭、拖地等，当所有这些都成为生活习惯，长期坚持就不成问题了。同时，慢运动还有益于情绪的调节，下棋、钓鱼等休闲活动，就是典型的兼顾身心健康的体育娱乐项目。许多舒缓的有氧运动还能发挥缓解心理压力的效果，除锻炼心肺的储备功能和体格的耐力，反应力、平衡性、柔韧性、控制力的练习对老年人也非常重要，也要加强训练，不能忽视。总之，老年人应坚持多种多样的运动形式。常见慢运动如下：

下棋。象棋、围棋等棋类在中国有着悠久的历史，是老少皆益的娱乐项目，老年人下棋能修身养性，无形之中锻炼自己的大脑，训练注意力和记忆力，锻炼思维判断力，对大脑与身体非常有益。

唱歌。唱歌并不是年轻人的专长，其实老年人更应该学会唱

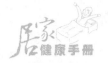

歌。每天唱几首小曲，不光有益于身心健康，还能增强记忆力，唱歌需要记歌词，可使多记歌词，记忆力得到锻炼。通过练习腹式呼吸的发声和颅腔的共鸣，可刺激大脑神经细胞，延缓衰老，还能使胸、腹腔的内脏器官得到反复按摩。

散步。散步其实是现在老年人最常用的锻炼项目，有助于消化，缓解疲劳，放松身心，清醒头脑。在散步的同时还能呼吸新鲜空气，使身体得到应有的锻炼。

做手工。老年人不像年轻人，一天从早忙到晚。老年人可以利用大量时间去学习手工活动，比如刺绣、剪纸、编织等，这些活动能锻炼眼力及上肢关节的灵活度等。不少老年人坚持多年后，成了该领域的专家，其作品参赛获奖或被人收购，真是一举两得。

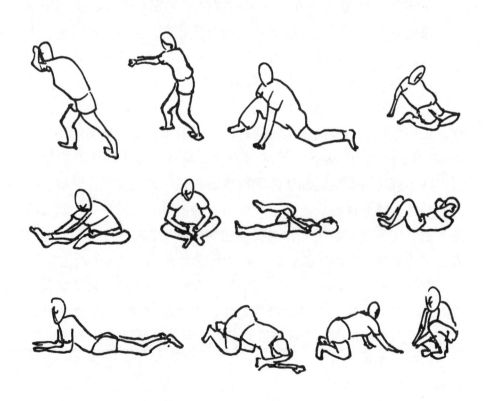

钓鱼。钓鱼是一件需要耐心的事情，年轻人可能没有耐心，一些不喜欢太多社交活动，喜欢安静独处的老年人，可以尝试一下，或许会喜欢上这类活动，找个环境优美，水质清澈的河边、湖泊，可以一边垂钓，一边欣赏身边的美景。

广播体操。如果实在闲得无聊，去做广播体操也是一件不错的活动，锻炼身体肯定是有好处的，关键是和许多老年人一起做广播体操，就不会感觉孤独。

虽然慢运动适合老人，但不能以"慢运动"彻底代替其他运动。老人还应进行一些力量训练，例如老年女性做哑铃操，老年男性练拉力器等。

温和运动。有专家建议，将"生命在于运动"这一倡导语改为"生命在于适度运动"。因为不少人锻炼时常常超负荷运动，之后人体极易疲劳，甚至诱发原有疾病发作，加重病情。由此可见，过度运动显然对身体是不利的。也有很多人只在有时间或有心情时才做运动，这种偶尔为之的"运动"，对人体健康无益，它很容易突然打破人体自身的功能平衡，甚至还会加重器官"磨损"。例如，有的人一年就参加一两次爬山活动，爬山几个小时，疲累，回家后睡几天，对身体很不利。不但没有起到锻炼的作用，还有潜在的风险，在野外、山区发病容易延误治疗，甚至危及生命。

美国运动生理学家莫尔豪斯认为："运动应当在顺乎自然和圆形平面（指一种平缓的而非陡然的过程）的方式下进行。"运动量由小到大，动作由简单到复杂，讲究舒适自然，循序渐进。比如跑步，刚开始练跑步时，要跑得慢些、距离短些，经过一段时间锻炼，再逐渐增加跑步的速度和距离。

美国有关专家提出了温和运动健身的新观点。温和运动是一种低强度、低能量消耗的运动模式，也称"适度锻炼"。如每周消耗

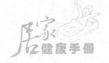

2 000千卡热量的体能训练，相当于打2~3小时的乒乓球。运动量怎样才合适，进行"温和运动"呢？目前比较公认且简便易行的评判标准是，以每次锻炼之后感觉不到过度疲劳为适宜。也可以用脉搏及心跳频率作为运动量的指标，若运动量大，心率及脉率就快。对于正常成年人的运动量，以每分钟心率增加至140次为宜；一个健康的老年人的运动量，以每分钟增加至120次为宜。还有一个简易计算方法，"170－年龄"所得到的数值就是运动的最高心率。例如，一位60岁的人，其日常活动锻炼的心率次数是170－60，即110次/分，即活动中维持的适宜心率不超过110次/分。每个人每天都能累积相当于半小时的"温和运动"。比如乘公交车提前一站下车步行，早晚散步等，活动量就基本够了。选择了适度的"温和运动"的方法，要持之以恒，养成习惯。"温和运动"是持续的锻炼，它对人的意志和毅力是一个严峻的考验，只有锲而不舍的人，才能享受到它带来的健康与快乐。

四、运动应遵循哪些原则？

喜欢体育锻炼的老年人越来越多。尽管大多数人参加的运动项目强度较小，但不正确的锻炼方法仍可能导致许多疾病和损伤，软组织损伤最多见。因为老年期软组织退化较快，且损伤后不易恢复，所以老年人参加体育锻炼除了选择较小负荷的项目，还应量力而行，持之以恒，并遵循世界卫生组织发布的老年人锻炼五项指导原则。

注重体育运动。应特别重视有助于心血管健康的运动，如游泳、慢跑、散步、骑车等。专家认为，鉴于心血管疾病已成为威胁老年人健康的"第一杀手"，老年人有意识地锻炼心血管功能就显得格外重要。他们建议有条件的老年人每周都应参加3～5次每次30～60分钟的不同类型运动，不能过于剧烈，以增加40%～85%的心跳频率为宜。当然，年龄较大或体能较差的老人每次20～30分钟亦可，锻炼的效果就差一些。

应重视重量训练。以往的观点认为老年人并不适宜从事重量训练，其实适度的重量训练对减缓骨质流失、防止肌肉萎缩、维持各器官的正常功能均能起到积极作用。当然，老年人应选择轻量、安全的重量训练，如举小沙袋、握小杠铃、拉轻型弹簧带等，而且每次时间不宜过长，以免身体受伤。

注意维持体能运动的"平衡"。体能运动的"平衡"应包括肌肉伸展、重量训练、弹性训练等多种类型的运动。至于如何搭配，则视个人情况而定，其中最重要的考虑因素之一是年龄。

高龄老人和体质衰弱者也应参加运动。传统的观念是高龄老人（一般指80岁以上）和体质衰弱者参加运动往往弊多利少，但新的健身观点提倡高龄老人和体质衰弱者应尽可能多地参与锻炼，因为对他们来说，久坐（或久卧）不动即意味着加速老化。当然，他们应尽量选择那些运动量和运动强度都较小的运动项目，如慢走、健身操等。

关注与锻炼相关的心理因素。锻炼须持之以恒，但遗憾的是，由于体质较弱、体能较差、意志力减弱或伤痛困扰，不少老年人在锻炼时往往会产生一些负面情绪，如急躁、怕苦、怕出洋相、因达不到预定目标而沮丧等。因此，锻炼往往不能达到预计的健身效果，或使老年健身者半途而废，或"三天打鱼两天晒网"。

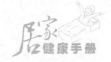

五、老年人运动的误区有哪些？

现实生活中，许多老年人经常参加晨练和户外锻炼，以达到增强体质、延年益寿的目的。但是，健身需要有科学的方法，不科学的运动不仅不能达到理想的效果，反而适得其反，给老年人的健康带来危害。

误区一：喜欢晨练。很多人认为早晨空气好，适合锻炼。真相是：太阳出来前，空气中的二氧化碳含量较高，空气质量较差，故晨练应安排在太阳出来后一小时。还应注意，第一，不宜在车流较多的马路旁、树林密集的地方晨练，大量的二氧化碳对人体健康无益。第二，有雾的早晨，空气中含有许多有害物质微粒，可随呼吸吸入肺中，故有雾的天气不晨练。第三，空腹晨练易造成低血糖，早上人烟稀少，出现意外不容易被发现，不能及时获得帮助、救治。第四，早晨温度常常是一天中最低的时段，人的交感神经兴奋性较高，血压也是一天中最高时段，脑血管和冠状动脉的紧张度高，一旦受寒风刺激，容易收缩而诱发急性危重症，如脑血管意外、心绞痛、心肌梗死等。在早晨6点至中午12点，心脑血管疾病急性发病率最高，所以，冬天一定不能很早出门，应在太阳出来后，或大雾散去后，通常上午9点或10点后出门锻炼，气温较低或刮风下雨天气不应出去，最好选择晴天的下午活动。其他三个季节可根据天气情况比冬季早一两个小时出门，夏季应避开正午和下午出门锻炼，避免中暑。

误区二：饭后散步。不少老人把"饭后百步走，活到九十九"这句话当作健身格言。其实，饭后马上百步走并不科学，现在医学观点认为，吃饭特别是吃饱饭时，血液大量涌向胃肠，人的心脏负荷会较平时重，心血管处于相对缺血的状态，若进行餐后运动，则血液进一步分流到全身肌肉，心血管系统供血供氧下降，可能诱发心绞痛等急性病，因此应该避免在饱餐后两个小时内进行运动锻炼。

误区三：看到别人运动，不管是否适合都争先恐后去学。老年人应该根据自己的年龄、病情、体力、爱好，选择合适的运动项目和运动量，循序渐进，持之以恒，否则会弄巧成拙。例如，一位50多岁的女性，突然心血来潮跟着同事练瑜伽，同多年锻炼者一样认真练习各种动作，一次用力之后把足部筋腱拉伤，需要拄拐杖出门。

总而言之，中老年人在养生健体方面要做到量力而行，适可而止，因地制宜，注重卫生和持之以恒。根据老年人生理特点，选择适合老年人锻炼的项目，以动作缓慢柔和、全身得到活动、活动量容易调节掌握而又简便易学为原则。

第七节　口腔健康须重视

一、口腔护理的常见误区有哪些?

人在进入中老年以后，有两种最明显的衰老表现，一是头发稀疏变白，二是牙齿可能逐渐松动脱落。头发稀疏变白，会对我们的心理造成一定影响；而牙齿逐渐松动脱落，影响咀嚼能力，消化功能可能出现问题。人愈是进入老龄阶段，愈需要牙坚齿健。生活中常常有不少的错误的认知误导了我们。

误区一：进入中老年阶段，牙齿松动脱落是自然现象，防也无用，治也无效。事实证明，大多数中老年人牙齿松动脱落是因牙周

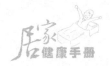

病、根面龋、骨质疏松等疾病引起的，积极预防和治疗这些疾病，老人到高龄仍可保留一口健康的牙齿，起码脱落的年限会延后。

误区二：人牙同鼠牙，越磨越结实，啃点硬东西没关系。人牙和鼠牙有很大不同。啮齿动物的牙长得过快，不把牙磨短，是无法吃东西的。可是人的牙齿生长较慢，特别是牙外层包的珐琅质有限，过度磨损就会被破坏掉。珐琅质破坏，深层的牙本质暴露，牙髓神经末梢失去保护，不仅易致牙本质过敏症，还会引发龋齿等严重牙病。牙齿磨损严重，会引起颞颌关节因长期不当咬合而引发疼痛。所以老人的牙齿应注意避免磨损，不要嚼槟榔、啃甘蔗、嗑榛子、豆子、吃炒花生等，更不能把牙当工具用，用牙齿咬开瓶盖、拔针、咬钉子等。牙刷也不可选刷毛太硬的，以防止磨损牙齿。

误区三：只漱口不刷牙。一些老人至今没有刷牙习惯，以农村的老人多见，有的认为"牙是越刷越脆"，只要饭后漱漱口就行了，所以始终不肯接受现代口腔卫生观念。漱口代替不了刷牙，正确的刷牙既有牙刷的机械作用，又有牙膏的化学去污和杀菌作用，可有效地防止牙菌斑和牙石的形成，每个人都应该养成刷牙的习惯。

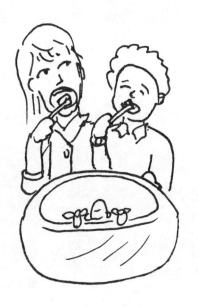

误区四：坚持刷牙，没必要洁牙了。刷牙并不能完全代替洁牙，吃的各种食物在牙面上留下痕迹，经细菌作用形成牙菌斑，单靠每天早、晚刷牙是难以清除干净的，久而久之就形成了牙石、色素等顽固的牙垢。洁牙是牙医用现代物理、化学方法去掉牙面的细菌、牙石、色素等牙垢的牙保健方法。洁牙是一种专业性很强的技术工作，经过严格的培训才能胜任。口腔医院里医务人员采用手动器械洁牙，花费时间较长，一般采用超声波洁牙机洁牙，也需一个多小时。如果你亲眼看到洁牙清除下来的牙垢，你就会明白，依靠刷牙是无法清除牙垢的。在发达国家，人们每年定期找牙医洁牙一至两次是很普遍的。

误区五：掉一两颗牙不必补，等掉净了换全口假牙省事。有些人认为，年纪大了缺几颗牙是正常的事，缺了牙又不想镶假牙，怕麻烦、花钱多。这样下去的害处是：会明显降低咀嚼能力，影响食物消化和营养吸收，加快邻牙的松动脱落，可能影响语言和容貌。专家提示：镶牙可消除牙齿缺陷，恢复牙齿功能，并稳定邻近的牙齿，掉牙后应该及时看牙医，根据医嘱进行合理的治疗。

误区六：抽烟、喝茶沉积的黄牙、黑牙，无法变白。目前的牙科美容已经达到相当高的水平，通过清洗、漂白和光固化修复可恢复一口洁白的牙齿。吸烟、喝茶、喝咖啡等形成的着色性污垢使牙表面变色，容易除掉，即使四环素牙等牙体变色也有办法将其改变。获得洁白的牙齿可以用低浓度的医用过氧化氢（双氧水）等化学药剂漂白，也可以用超声波洁牙机洁牙，还可以用光固化复合树脂遮盖等方法，激光洁牙机美白牙齿的效果更理想。牙齿美白不仅是美容，也是牙齿保健和牙病防治的重要措施，拥有一口洁白整齐的牙齿，还能增强老年人的自信心。

误区七：大医院花费太高，去小诊所便宜。不少老年人因考虑价格因素，选择去小诊所拔牙、洁牙，或进行其他治疗，有少数诊所在规范消毒、治疗技术和用材质量方面达不到医疗行业的基本要求，以致出现一些问题，甚至给患者造成健康隐患和不良后果。例如，不按流程洁牙，正规口腔医院洁牙时间一般较长，有的牙科诊所或美容院里洁牙只需10分钟左右，他们只清除看得见的牙垢，致病作用最强的深层牙垢未处理，或者洁牙中暴露出牙根却未及时处

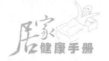

理，导致患者术后出现疼痛和继发感染，或者未询问就医者身体情况是否有出血性疾病，就给患者治疗导致出血，还有消毒不规范，引起传染性疾病的交叉感染。对牙齿美容，有的牙科诊所打出"牙齿美白，5分钟见效"的招牌，用材主要是盐酸、硫酸钠等腐蚀性药液，容易导致牙体钙质脱失，对牙齿硬组织伤害很大，美白见效虽然快，一旦遇到茶、咖啡等有颜色的液体很快又着色。专家提醒朋友们注意：千万不要贪图便宜，一定要在正规的口腔医院接受治疗，避免出现不良后果。

二、常见的口腔问题有哪些呢？

牙龈退缩。许多人，特别是中老年人群常常出现牙本质过敏的现象，主要是牙体敏感，不敢吃烫的、酸的、甜的和冰冷的食物。这是为什么呢？是因为牙龈退缩导致牙根暴露。另外，老年人唾液分泌减少，使口腔卫生不易维持，牙齿的情况就越来越差了，有的还发展为牙髓炎、根尖周炎，引发持续性疼痛。

牙齿缺失。牙齿缺失在中老年人中非常普遍，旧观点认为人老了牙齿自然会掉，事实上牙齿本身是不会掉的，很多人因为长期牙周炎未及时治疗，导致牙周骨质逐渐被吸收掉了，就像大树没了土壤的支撑无法扎根，牙齿易松动掉落。

牙齿磨耗严重。大多数中老年人随年龄增大，牙齿磨耗很严重，表面的釉质已基本被磨耗殆尽，牙本质外露，牙面变平，牙齿变短，吃东西咬不动等情况时常发生。

楔状缺损多。不少中老年人的牙齿颈部经常出现一道横向的沟状缺损，其形成的原因主要为牙齿局部的酸性环境腐蚀、长期不正确的刷牙方式等。楔状缺损可以引起牙齿过敏、疼痛等感觉，可以

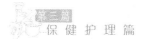
发生继发性龋病以及牙齿横折等并发症。

牙缝增大。人到老年，牙龈和牙周组织萎缩，牙齿缝隙逐渐增大，造成食物嵌塞，导致根面龋发生及发展，使牙周组织慢慢发生病理性吸收，最终牙齿出现缺损和松动。

三、如何进行日常的口腔保健？

保持口腔卫生。最好的治疗是预防，口腔卫生保健最重要的是保持良好的口腔卫生习惯，学会正确刷牙，学习用牙线或者牙间隙刷，平时要勤漱口，保证牙齿清洁干净。

及时修复缺失牙齿。老牙掉了应该及时修复，因为长期没牙会影响食物的摄取和消化，导致营养摄入不足。而且长期缺牙，将出现对合一侧牙齿生长过长，在咀嚼食物时可能磨损缺牙处的牙床黏膜，引起发炎肿胀，影响咬合。同时，长时间缺牙，使附近的牙列移动，不利于以后制作假牙。

定期进行口腔检查。人们应该养成口腔检查的好习惯，老年人更应该定期检查口腔，发现问题及早处理，保证口腔健康。保持正常咀嚼、消化能力，才能保障身体的整体健康和生活质量。平时可随时进行口腔牙齿自我检查，如看牙龈颜色，有无脓液，有无压痛，假牙应取下检查，用手轻轻摇一摇看有无牙齿松动，有无牙

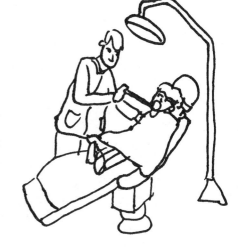

根暴露在外，牙面有无黑斑或牙洞，有无牙石等。出现牙龈红肿、龋洞，不易剔除的食物时，应到医院检查、治疗。对已确定不能保留

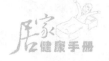

的残根、残冠牙和松动牙，应遵医嘱治疗或拔除，及时镶上合适的假牙。种植牙是修复单个牙缺失的最好方法，虽然价格昂贵，但值得考虑，根据自己的具体情况与正规医院的口腔医生讨论种植牙是否适合自己。另外，即便全口无牙，定期看牙医也是必要的。

正确清洁假牙。倘若佩戴有全口或局部假牙，保持口腔卫生非常重要。清洁时不能只简单用水浸泡，要用牙刷刷洗，假牙脆性大，刷洗时要拿稳，最好完全浸在水盆里进行清洗，避免滑落打碎。假若污垢较重无法去除，可找牙医帮助清洁。

第八节　早晚揉腹好处多

一、揉腹为什么能养生？

揉腹养生，是一种简易操作的养生方法，在我国已经有几千年的历史，现在很多人都在练习。中医经络理论认为神阙穴，即我们的"肚脐"，是人体先天供养输布的通道和枢纽，位于任脉上，是

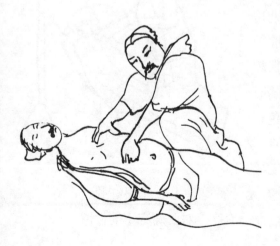

唯一通达全身经络的要穴，中国的内家拳练习意守丹田的位置就在其下方。从机体的结构看，肚脐后方是腹腔和盆腔，有重要的神经丛和神经节，它们支配着腹腔、盆腔内所有脏腑器官、血管。经络学说指出，神阙穴后方的周围区域内有任脉、带脉、冲脉、阴跷脉、阴维脉以及脾、胃、肝、胆、肾等经络存

在，这些经络上至头手，下至脚趾，因此，神阙穴是最敏感、最能发挥疗效的穴位。揉腹养生法也验证了"腹部软如绵，百病不来缠"之说。

中医认为腹部为"五脏六腑之宫城，阴阳气血之发源"，脾胃是人体的后天之本，胃所受纳的水谷精微能维持人体正常的生理功能。而脾胃又是人体气机升降之枢纽，正所谓只有升清降浊，方能气化正常，长寿健康。而揉腹则可通和上下，分理阴阳，去旧生新，充实五脏，还能驱外感之诸邪，清内生之百疴。

二、揉腹有哪些好处?

促进肠蠕动，消除便秘。揉腹可增加腹肌和胃肠道平滑肌的血流量，增加胃肠内壁肌肉的张力，明显改善大小肠的蠕动，使脏器分泌功能活跃，加强对食物的消化、吸收和排泄，防止和消除便秘，对老年人尤其重要。

例如，按摩天枢穴具有促进肠蠕动、排宿便、润肠道之功，所以对于大便干燥、便秘者，久坐一族，平时可多按摩天枢穴，按摩至小腹发热为好。专家提醒：穴位应找准，注意天枢穴的正确位置是肚脐两旁，三横指处。每天坚持按摩能预防便秘。

腹部按揉利于减肥。按揉腹部能刺激末梢神经，通过轻重快慢不同力度的按摩，使腹壁血管畅通，促进脂肪代谢，消除积存于腹部的脂肪，有利于防治高血压病、糖尿病、冠心病、肥胖症等。

睡前按揉有助睡眠。在睡觉前按揉腹部可帮助入睡，防治失眠。患动脉硬化、高血压病、脑血管疾病的患者，按揉腹部能加快血脉的流通，使人心平气和。小腹是寒气容易集聚的地方，平时用手心按摩劳宫穴，直至小腹发热，则可起到补元气和促进阴阳平衡

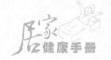

的作用。劳宫穴位于人体第二、第三掌骨之间偏第三掌骨处，每天早晚按摩劳宫穴，以先逆时针、后顺时针的手法为主，揉的力度须轻重适度，尽量按摩至小腹发热。

揉腹防胃病。中脘穴位于肚脐上正中线四寸，约五横指处。这个穴位按摩对各种胃痛、食管返流、呃逆或腹部受凉引起的胃痛以及胃气冲心而感到的胸闷等都可以起到缓解作用，治疗效果好。每天早、中、晚饭后各按揉腹1次，每次5分钟，有辅助治疗消化性溃疡的作用。消化性溃疡发生与胃酸分泌过多有关，经常揉腹可促使前列腺素分泌增加，改善血循环，提高胃壁组织的修复能力，达到防治消化性溃疡的功效。

调理肝脏。每天早晚坚持揉腹，能够达到舒肝解郁、调理脾胃的作用，帮助解除肝区隐痛、腹胀不适、食欲不振等症状。

三、揉腹的方法有哪些?

揉腹最好在入睡前和早晨起床前，有午睡习惯的朋友在午睡起床前进行。先排空小便，洗净双手，可取仰卧位或坐位，先做数次深呼吸，放松全身肌肉，排除杂念，左手按在脐部，手心对着肚脐，右手叠放在左手上，用手来回按揉和搓擦，范围大致介于胸和骨盆之间，包括腹壁、腹腔及其内脏区域。按顺时针方向绕肚脐揉腹50次，再用右手掌上叠放左手，逆时针方向揉50次，如此反复3～5次。按揉腹应适度用力，以不引起腹部疼痛或不适为宜。

三线按摩法，三线是指左胸至肚脐、心口至肚脐、右胸至肚脐的三条线。手法：站立或仰卧，全身放松，两只手首尾重叠贴于腹部，分别沿上述三条线缓缓下推。每条线连续做三次，再按摩下一条线，直至腹部发热为宜。

四、哪些情况下不能揉腹？

有恶性肿瘤、胃肠穿孔、内脏出血、腹膜炎、急腹症等禁止揉腹，腹壁急性感染不能按摩，过饥、过饱也不宜揉腹。

第九节　正确喝水促健康

一、常喝水有什么好处？

水是生命之源，人体的新陈代谢离开水则不能进行。从某种意义上说，水就是生命，水约占人体体重的60%，在婴儿则为80%以上，老年人体内含水量只有50%左右。人们忍耐饥饿的能力高于耐渴能力，没有食物，有水的情况下，机体可以维持生命较长时间，而一旦缺水达到20%，生命则会有危险，失水25%，生命可能终结。身体有充足的水分才可保障机体完成各项器官的生理功能，促进有毒、有害废物的排出，维持身体水电解质、酸碱平衡，抵抗各类疾病的侵袭。喝水对所有人都非常重要，在日常生活中，老年人对口渴不敏感，更要常喝水、补充体液。常喝水有什么好处呢？

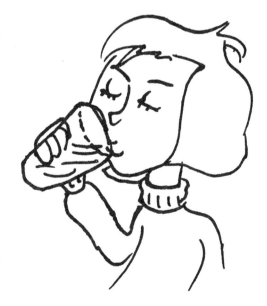

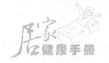

有助于防治便秘。 便秘的原因虽然很多，但主要与人们不注意饮水有关，尤其与老年人平时的饮水不足有密切关系。多饮水、常饮水就可以在一定程度上防止便秘或缓解便秘。

有利于清除痰液。 患呼吸系统疾病的人，往往会遇到痰咳不出来的情况，除了咳痰无力，还与痰液黏稠密切相关，黏稠的痰液黏附在气管或支气管壁上，很难咳出，补充水分后，痰液变稀，才能够顺利排出。

保护肾功能。 体液充足，排尿量正常，可使体内代谢废物的浓度降低，缺水使代谢废物排泄减少，在血液中集聚，加重了肾脏负担，可能对肾脏造成不同程度的损害。老年人若经常补水，可以预防尿液中钙浓度过高，避免肾结石发生。泌尿系统感染患者，养成多喝水的习惯，可起到冲洗和清洁泌尿系统管道的作用，预防肾盂肾炎、膀胱炎、尿道炎复发。

抗衰老。 体内的水失去平衡是衰老的主要原因。水是生物体中运送能量物质的重要载体，是各种营养物质的传送媒介，水分缺少将阻碍体内液体流动，使新陈代谢变慢，有毒、有害物质潴留、集聚，造成组织细胞缺血缺氧，并产生许多氧化物，使细胞的修复变慢造成细胞损伤、死亡，从而加快机体衰老。阻止或推迟生物体内失水情况的发生，保持机体代谢健康状态的延续。

防止白内障形成。 人的眼睛里的液体含量较高，在机体缺水时会发生生化改变，引起眼晶状体蛋白变性，最终造成晶状体混浊而致视力下降。

预防心脑血管疾病。 夜间人睡觉时，体内水分随尿液、汗液和呼吸丢失，血液会变得黏稠且流动缓慢，血管腔因血容量减少而变窄，心脑血管内血液常发生供血不足，严重时可形成血栓而引发急症。老年人如在清晨起床及时喝一杯水，补充水分，就能达到降低血液黏稠度的目的，大大减少心脑血管疾病的发生。

二、日常生活中如何正确喝水呢？

清晨第一杯水好处多。 早晨起床后空腹喝一杯水有利于健康。现在很多人虽然白天都有喝水的习惯，但是忽略了最重要的一杯水，那就是清晨喝水，清晨喝水的好处有很多，也有很好的保健作用。

人到中老年阶段，会出现皮肤干燥、皱纹增多等现象，补充水分非常必要。科学研究证明，早晨喝水对人体的保健功效最突出，喝水以白开水为好，饮水量为200毫升～400毫升，不宜过多，以免短时大量饮水冲淡胃液，影响早餐消化。早晨喝水对身体健康的益处：①利尿。清晨空腹饮水，15～30分钟就有利尿作用，其效果迅速而且明显。②排毒。晚餐摄入的蛋白质、脂肪等体内代谢产生的物质对身体有害，如能早晨起来及时饮水，可促进排尿和排便。③保护心脏。睡眠时体内的水分一夜后减少，血液变黏稠，血液容量降低，容易诱发心绞痛、心肌梗死等病症，心绞痛的发病多在早晨发生，如果在早上起床之后能及时喝一杯水，能达到补充水分、降低血液黏稠度的目的，减少心绞痛、心肌梗死的发生。

饭前、饭中和饭后不宜大量饮水。 人们咀嚼食物时，口腔会分泌唾液与食物碎末混合，唾液发挥杀菌、消化食物等作用。食物进入胃以后，胃液、胃酸以及胆汁和胰液发挥更大的消化作用，经胃消化后的食物到小肠里，食物中的营养才能被人体吸收。如果在这三个时间大量饮水，显然会冲淡唾液和胃液，削弱其对食物的消化作用，容易造成消化不良和吸收障碍，影响身体的健康。

不饮用"老化"的水。 长期饮用储存过久的水或者反复烧开的

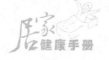

水对人体健康不利。如灌装水密封不好，储存3天以上，细菌生长繁殖机会增加，会产生致癌物质亚硝酸盐；反复烧开的水里亚硝酸盐含量增加。长期饮用这样的水，亚硝酸盐不断进入机体内会引起各种不良后果。平时我们听闻的亚硝酸盐进入人体后能引起中毒的案例。一些工地，工人食用了用大锅焖煮的厚皮菜（牛皮菜）出现中毒，或误将工业用盐当成食用盐烹调食物，食用后出现全身皮肤发绀、头痛、恶心、呕吐、胸闷、心慌等症状。其致病原因是血液中的亚硝酸盐使红细胞无法携带氧气，组织供氧减少，发生全身组织细胞缺氧，严重者还能致死。长期少量摄入亚硝酸盐对身体的损害是在不知不觉中发生的，最大的危险就是致癌的机会增加，消化道肿瘤患病率会升高。

少量多次喝水。不能一次大量喝水，应少量多次喝，这样利于人体匀缓地吸收。

晚上应喝适量的水。有的人为避免起夜，晚上一口水也不喝是错误的。夜间皮肤的蒸发、出汗、呼吸都会让体内水分丢失，可以喝200毫升左右的水，防止血液浓缩，预防缺血性脑卒中和冠心病、心肌梗死的发生。

狂喝暴饮不可取。一些人在体育锻炼、活动、劳动后，大量出汗，在短时间内饮入大量的水。这种急灌式的饮水方法会突然增加回心血量，加重心脏负担，导致心率过快、心慌、头晕等症状，心脏病患者更易发生心力衰竭，还会因冲淡了胃液，降低胃的消化能力引起消化不良。另外，大量、快速饮入白开水，导致电解质浓度降低，造成低钾、低钠血症。

不要等到口渴才喝水。多喝水是一年四季都要做的事情。盛夏时节，天气炎热，需要多喝水；隆冬季节，适当喝热水有助于维持体内的温度。不少人特别是老年人常常是渴了才喝水。研究表明，人体即使是在不渴的时候也应随时补充水分。血液里含有电解质，人在活动、呼吸、排泄时都会丧失水分，导致血液里电解质浓度不断增加，进而刺激体内的化学感受器，通过神经传递给大脑，产生口渴感，提醒人们该喝水了。随年龄的增加，老年人各种器官功能有所减退，神经敏感度相比年轻人减低，其化学感受器上也是如此，身体出现缺水，却没有任何口渴的感觉，老年人大脑与机体在应对口渴的信号上不协调，即便身体严重缺水，也无明显口渴。如果不能及时补水，很容易造成老年人皮肤干燥以及排泄不畅，出现脱水、中暑。

因此，老年人不要等口渴再喝水，要定时定量饮水。清晨空腹先饮水一杯，上午可安排两次饮水，如9点左右一次，11点左右一次，下午也可根据活动安排两次饮水。此外，运动前、洗澡前都要少量补水，出汗多时，除多喝水还要注意补充钠和钾，最好是饮用果汁和淡盐水。

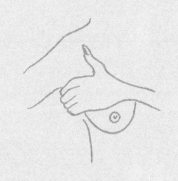

第四篇　妇女保健篇

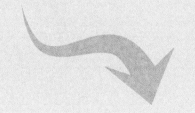

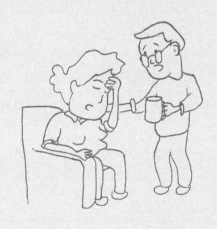

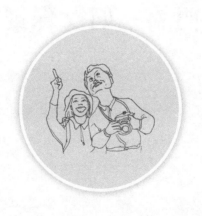

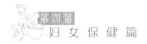
第一节　重视乳房保健

　　乳房是女性的第二性征，是女性的骄傲，它也常常给女性带来烦恼。乳腺癌对女性健康的威胁是有目共睹的。2012年，国家癌症中心和卫生部疾病预防控制局宣布：中国乳腺癌发病率已位居女性恶性肿瘤的第一位。形势的严峻应当引起女性朋友的高度重视，现代女性掌握乳房保健预防知识非常必要。

　　女性朋友在平时生活中注意乳房的保养非常重要。女性乳房有很多神经、血管，带胸罩过久容易引发血液、淋巴回流不畅，常常造成淤血或堵塞。长期坚持做自我乳房保养有助于改善局部血液和淋巴的循环及新陈代谢，减少乳腺疾病发生的概率。长期坚持自我乳房按摩，能有效避免乳腺组织松弛，延缓乳房衰老。更重要的是，经常按摩乳房能及时发现乳房组织早期的各种病变，如能够触摸到乳腺癌早期的细小病灶，还能够尽早得到彻底治疗。

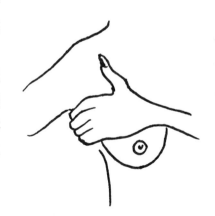

一、怎样进行乳房的自我检查?

　　在乳腺疾病日益增多的今天，定期进行乳房检查是乳房保健的

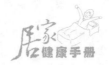
重要环节，能早期发现乳房疾病。即使是健康的女性，一年至少应去医院进行一次系统的乳房检查。平时在家中，至少半月至一月应进行一次乳房自检，通常在洗澡时或者睡前进行。

乳房自检时间。月经正常的女性，月经来潮后第9~11天是乳腺检查的最佳时间。此时雌激素对乳腺的影响最小，乳腺处于相对静止状态，容易发现病变。绝经后的中老年妇女，由于体内雌激素减少，乳腺受内分泌激素的影响相对减弱，因而可以随意选择自检时间。

乳房自检的正确方法。专家总结了乳房自检的四字口诀"看—触—卧—拧"，通过简单的手法可以发现乳房疾病，以做到早期发现、早期治疗。

第一步：看。脱去上衣，在明亮的光线下，面对镜子做双侧乳房视诊。双手下垂，观察乳房的外观：两边乳房的弧形轮廓有无改变？是否在同一高度？乳房、乳头、乳晕皮肤有无脱皮或糜烂？乳头是否提高或回缩？然后双手叉腰，身体做左右旋转，继续观察有无以上变化。

第二步：触。左手放在头后方，检查左乳房时，右手四个手指并拢，采用水平滑动的手法，由乳头开始做环状顺时针方向检查，由内逐渐向外扩，移动检查三四圈，按外上、外下、内下、内上、腋下的顺序至全部乳房检查为止。换左手，用同样手法检查右侧乳房，移动旋转的方向

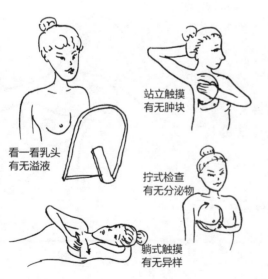

看一看乳头有无溢液

站立触摸有无肿块

拧式检查有无分泌物

躺式触摸有无异样

应改成反时针方向。注意不要遗漏任何部位，不要用指尖压或是挤捏。仔细检查有无肿块，如有肿块，则要检查肿块的位置、形态、大小、数目、质地、表面光滑度、活动度及有无触痛等。

第三步：卧。在床上平躺下来，左肩下放一枕头，将右手向头后方弯曲置于后脑勺，再次重复第二步"触"的检查方法，检查两侧乳房。不要忘了检查腋下有无淋巴结肿大（肿块）。

第四步：拧。检查完乳房后，用大拇指和食指压拧乳头，观察是否有带血的异常分泌物。如有分泌物，详查是自行溢出还是挤压后溢出，是单侧还是双侧，应注意观察分泌物的颜色、量及气味等。

发现问题，应去医院就诊。专家提醒，如果自我检查中发现下列现象，应到医院就诊：

- 乳房的大小、形状发生改变；
- 乳头的形状、位置（如乳头凹陷）变化；
- 乳头有血液或其他液体溢出；
- 乳房皮肤有凹陷、糜烂；
- 乳房内有肿块或任何质地硬的组织；
- 检查进程中出现了疼痛或不适。

二、乳房保健的常识有哪些？

胸罩尺寸。正确选择适宜的胸罩，可使乳房得到支托，保证血液循环畅通，防止运动时乳房震荡，而且有防紫外线、防寒保暖的作用。胸罩不可过松或过紧，太松起不到支托乳房的作用，太紧妨碍乳房的发育和局部血液循环。

测量胸围的尺寸。用软皮尺以乳头为测点，水平环绕一圈测量

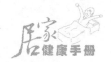

胸部最大的尺寸，所测得的数值称为胸围尺寸。再用软皮尺以乳房下缘的胸壁水平为测点，水平环绕一圈测量下胸部的尺寸，称为下胸围尺寸。

确定胸罩的罩杯型号。罩杯的型号大小以胸围尺寸减下胸围尺寸得到的胸围差值为依据。胸围差值在10厘米左右，应选择A罩杯；12.5厘米左右，应选择B罩杯；15厘米左右，应选择C罩杯；17.5厘米左右，应选择D罩杯；20厘米左右，应选择E罩杯；20厘米以上应选择F罩杯。

例如，一女性的胸围是85厘米，下胸围是70厘米，计算85－70=15厘米，应该选择70C的胸罩。70C为该女性应该佩戴的罩杯型号，70是下胸围的尺寸，用来确定号型。

女性乳房在发育期后，一般变化不大，但仍会因为饮食结构、身体状况（如经期、怀孕等）而发生变化，应随时关注自己乳房大小的变化，选择合身的胸罩。经常穿着过紧的内衣超过18小时，会影响腋下淋巴的循环，降低排毒功用，容易使血管回流不畅，对健康和胸形皆会造成不良影响。胸部有大小变化时，应及时更换胸罩，选择佩戴型号合适的胸罩。合身的胸罩不会陷入皮肤或在胸部下留下痕迹。在家时可以松解胸罩，睡觉时均应松解胸罩，并按摩腋下淋巴结所在区域，促进淋巴的循环。

注意胸罩的清洁。盛夏时节，出汗多时，最好每天换洗，冬天每周至少换1~2次，保持乳房清洁。什么时候开始佩戴胸罩好呢？由于乳房发育个体差别非常大，不好划定年龄，可根据乳房发育情况而定。一般认为以乳房基本定型时开始佩戴合适，也有人提出，用软皮尺测量从乳房上底部经乳头到乳房下底部的距离，长度大于16厘米时，就可以佩戴胸罩了。

不要束胸。女性进入青春期后乳房发育明显，少数女性采用带子、紧身背心之类的东西把乳房紧紧地包束起来。这对乳房的健康不利，束胸会压迫胸腔器官心脏、肺，使肺不能充分舒展扩张，影响胸廓的发育和呼吸。长期束胸可使乳头凹陷、乳腺发育受限，甚至影响产后乳汁分泌，造成哺乳困难；到了中老年期，乳房下垂也会很明显。

适当运动。加强锻炼，长期坚持胸部健美。胸部体操可以促进乳房后胸肌的发育，胸肌可支托乳房，乳房较小的人，锻炼使胸肌增大，可以使乳房突起。过胖的人，锻炼胸肌增大的同时，可以消耗乳房中过多积聚的脂肪，缩小体积，增强其弹性，防止乳房下垂。其实，所有的女性都应该有意识地加强胸部肌肉的锻炼，坚持长期做扩胸运动或者俯卧撑以及扩胸健美操等。

现在给朋友们介绍一种最简单有效的胸部健美方法：双手合十，缓慢上举，保持10秒，再缓慢下落到胸前。如此反复上下移动5～10次，可使胸部肌肉上提，保持乳房挺拔、不下垂。

专家提醒：做较剧烈运动的时候，最好戴胸罩，以有效保护胸部，因为剧烈运动中，重力因素使乳房反复上下摆动，容易造成乳房下垂。

加强营养，作息正常。乳房是身体的一部分，没有良好的体质，就不会有丰满健美的乳房，因而要均衡饮食，加强营养，摄取适量的蛋白质、脂肪，增加胸部的脂肪含量，保持乳房丰满。鱼、肉、鲜奶、鸡蛋等食物含丰富的蛋白质，属健胸佳品。切不可片面追求苗条而盲目节食、偏食。专家指出，除了人体自然老化，熬夜、生活不规律也会影响身体的新陈代谢与血液循环，作息失常还会导致内分泌混乱，影响乳房健康。因此，安排合理、规律的入睡和起床时间，形成规律良好的作息习惯，并长期坚持，也是乳房保养的内容之一。

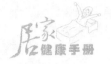

坐、立、行姿势保持正确。驼背或姿势不正确，最容易影响乳房的正常发育。平常走路要抬头挺胸，收腹提臀；坐时挺胸端坐，不含胸驼背；睡眠时要多采取仰卧或侧卧，少俯卧。进行瑜伽练习，专门练习其中一些动作和姿势，可有效地改正驼背、含胸的不良习惯。

冷、热水交替冲洗胸部。沐浴时水温偏高、时间过长，会使胸部的结缔组织松弛，容易导致老化，身体皮肤也会失去弹性。女性朋友可依据自己的身体健康情况，洗澡时利用热胀冷缩的原理，用冷热水交替冲洗、按摩胸部，长期坚持能增加胸部弹性，增加乳房的柔韧性，有效预防乳房下垂。

方法：热水器的淋浴头由下往上倾斜45°，对胸部下方进行冲洗和按摩，冷热水交替，能够加强血液循环，使肤质更加紧实。

专家特别提醒：对上述操作中老年人群需谨慎，水温不要太低，应有一个缓慢适应的过程。此方法禁用于有高血压、冠心病等心脑血管疾病者，否则可因刺激引起血管痉挛，引起心肌梗死、脑血管意外等不良事件发生。

坚持按摩乳房。按摩能增进血液循环，能使神经系统、内分泌系统活动加强，促进卵巢分泌雌激素和孕激素，促使乳腺发育，使乳房丰满挺拔。

方法：天天晨起和临睡前，仰卧床上，用双手按摩乳房10分钟，从乳房周围到乳头，直到乳房皮肤微红、微热为止，最后提拉乳头5次。这样能刺激整个乳房，包括乳腺管、脂肪组织、结缔组织，使乳房丰满、富有弹性。

三、乳房保健的常见误区有哪些?

节食减肥。节食减肥会造成全身脂肪的消耗,乳房中的脂肪也无法幸免,乳房会随着节食而减小,或会变得松弛、下垂。有的女性朋友过于追求身材苗条,不顾一切节食或长期偏食,又不进行运动锻炼,乳房一旦出现发育不良或松弛的情况,其他养护措施也于事无补。

乱用丰乳霜、化妆品。专家特别提醒:一定要慎用丰乳霜。有一些丰乳霜含有雌激素成分,经皮肤吸收进入人体后,刺激乳腺发育,达到丰乳的功效,这类丰乳霜很容易导致内分泌紊乱,使乳腺产生各种问题,带来不良后果。使用化妆品时,要慎用美白和祛斑的产品,业内专家强调:一用就很快变白或者有明显的消斑功效的化妆品,不仅可能含有激素类成分,而且很可能还含有医学上限制使用的有害化学物质,对人体会产生不良影响。

睡觉不摘胸罩。在日常活动时,胸罩会起到保护胸部的作用,但睡觉时,还是给您的胸部松绑吧。捆绑胸部的睡眠,会影响胸部的血液循环,长久如此,会增加患乳腺疾病的概率。

强力挤压。乳房受外力挤压,有两大弊端:一是乳房内部软组织易受到挫伤或引起增生等;二是受外力挤压后,较易改变外部形状,使双乳下塌下垂。避免用力挤压乳房,平时应注意两点:睡姿要正确,女性的睡姿以仰卧为佳,尽量不要长期向一个方向侧卧,这样不仅易挤压乳房,也容易引起双侧乳房发育不平衡。夫妻同房时,男方应尽量避免用力挤压女方乳房。

避孕药。不管哪种类型的避孕药,基本上都是乳房的隐性杀手。口服避孕药的主要成分为雌激素和黄体生成素,黄体生成素会导致水在体内的滞留,有的服用者体重会明显增加;避孕药中的雌

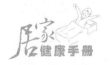
激素会使体内雌激素水平长期偏高，大大增加患乳腺癌的危险。

第二节　中老年女性尿失禁

在居家生活中，有的中老年朋友会有这样不愉快的回忆：正和老友侃侃而谈，开怀大笑间，突然间下身涌出一股热流，顿时一惊，意识到是自己出现了尿失禁，尴尬无比，非常沮丧。尿失禁虽不是影响生命健康的严重问题，却会严重影响患者心理，因而被冠上"社交癌"的帽子。

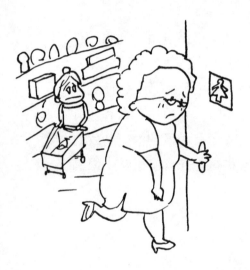

什么是尿失禁呢？尿失禁是指膀胱内的尿不能控制而自行流出。尿失禁可发生于各年龄组，以中老年女性常见。大笑、咳嗽、跳绳、跑步等都有可能会突然出现尿失禁。尿失禁是困扰中老年女性的一种常见病，绝经后的女性约有50%患有不同程度的尿失禁。尿失禁虽非致命性疾病，但严重影响人们的生活质量，患者经常遗尿、漏尿，使会阴部皮肤红肿、痒痛，甚至感染溃烂，引起泌尿系统疾病、结石，严重者还会影响肾脏功能。下面让我们一起来认识中老年女性的尿失禁。

一、为何中老年女性容易发生尿失禁？

尿失禁的高发年龄为45～55岁，随着年龄增长，女性尿失禁患病率逐渐增高，这可能和年龄增长盆底支持组织松弛，雌激素

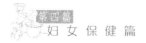

减少以及尿道括约肌退行性变等有关。一些老年常见疾病，如慢性肺疾病、糖尿病等可加重尿失禁。现在城市里的老年人压力性尿失禁的发病率趋缓，可能与其生活方式改变有关，如日常活动减少等。

二、尿失禁的发生与生育有关吗？

随着孕次、产次的增加，尿失禁出现的频率增加，产生的原因与孕期及分娩时盆底支持组织松弛、薄弱，膀胱与尿道正常的解剖结构被破坏有关，尤其是多次怀孕分娩后，损伤会进一步加强。产后尿失禁发生与生育的次数、初次生育年龄、生产方式、胎儿的大小及妊娠期间尿失禁的发生率密切相关。生育的胎次与尿失禁呈正相关，生育年龄过大者，尿失禁发病率增加；经阴道分娩比剖宫产更易发生尿失禁；行剖宫产的女性比未生育的女性发生尿失禁的危险性要大；使用助产钳、吸引器和缩宫素等加速产程的助产行为也增加发生尿失禁的可能性；高体重胎儿的母亲发生尿失禁危险性也大。

三、尿失禁的发生与性生活有关吗？

更年期绝经后的女性继续保持规律的性生活，能明显延缓卵巢合成雌激素功能的生理性退变，降低尿失禁发病率，同时可预防其他老年性疾病，提高健康水平。

四、尿失禁的发生还有哪些促发因素？

雌激素。雌激素下降，长期以来被认为与女性压力性尿失禁相

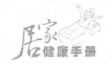

关，临床也主张采用雌激素进行治疗。但近期有关资料却对雌激素作用提出质疑，认为雌激素水平变化与压力性尿失禁患病率间无相关性。甚至有学者认为雌激素替代治疗有可能加重尿失禁症状。

子宫切除术。子宫切除术后，易发生压力性尿失禁，一般都在术后半年至一年。手术技巧及手术切除范围可能与尿失禁发生有一定关系。但目前尚无足够的循证医学证据证实。

吸烟。吸烟与压力性尿失禁发生似乎有关。有资料显示，吸烟者发生尿失禁的比例高于不吸烟者，可能与吸烟引起的慢性咳嗽和组织器官衰老加快有关。

体力活动。高强度体育锻炼可能诱发或加重尿失禁，但尚缺乏足够的循证医学证据。

其他因素。其他可能的相关因素有便秘、肠道功能紊乱、摄入咖啡因和慢性咳嗽等。

五、尿失禁患者怎样进行自我护理呢？

中老年妇女经常受到尿失禁的困扰，无论是何种原因引起的尿失禁，都会给她们造成很大的心理压力，给生活带来不便。患有尿失禁后，患者自我日常护理尤为重要。

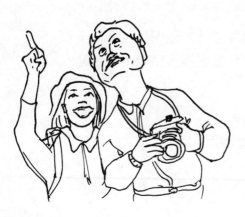

心理护理。老年人要树立信心，积极配合治疗，及时疏导心理压力，保持乐观的心理，有利于尽快康复。

摄入液体应适量。多饮水能够促进排尿反射，并可预防泌尿系统感染，这对于中老年妇女尤为重要。在没有禁忌的情况下每日摄入液体量约2 000毫升。

但入睡前应限制饮水，减少夜间尿量，防止影响睡眠。

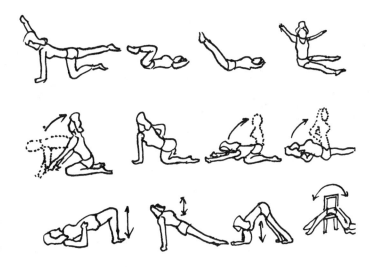

坚持进行膀胱功能训练。 定时安排排尿时间，使用便器，养成规则的排尿习惯，促进排尿功能的恢复。初始时白天每隔1～2小时使用便器一次，夜间每隔4小时使用便器一次。以后逐渐延长间隔时间，以促进排尿功能恢复。使用便器时，用手辅助按压小腹部的膀胱区，协助排尿。

锻炼肌肉力量。 进行骨盆底部肌肉的锻炼，长期进行提肛收缩动作的练习，增强控制排尿的能力，同时加强腹部肌肉锻炼，可以在排尿中收缩腹肌逼出尿液，排空膀胱。

皮肤护理。 保持皮肤清洁干燥，经常清洗会阴部皮肤，勤换衣裤、床单、衬垫等。

外部引流。 必要时应用接尿装置接取尿液。老年妇女患者可用女式尿壶紧贴外阴部接取尿液。

六、防治尿失禁的食疗

正确地进行食疗，可以逐渐改善尿失禁的症状。老年人尿失禁该吃些什么呢？

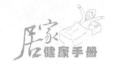

防治尿失禁人群宜多吃的食物

牡蛎。牡蛎内含丰富的蛋白质，适合治疗由于蛋白质缺乏而造成的膀胱张力减弱。它对于治疗中老年人群的尿失禁有不错的疗效，平常可以清蒸食用。

扇贝。扇贝含有丰富的蛋白质，还可以增强中老年人的免疫功能，从而改善尿失禁的状况。

鸡腿菇。鸡腿菇含有丰富的钙和铁，不仅能营养膀胱黏膜，还能增强神经组织的功能，而且食用起来非常美味。

防治尿失禁人群忌吃的食物

辣椒。辣椒属于刺激性食物，它会刺激神经，加重尿失禁的症状。

花椒。花椒属于刺激性调料，会刺激神经系统，不利于尿失禁神经功能恢复。

咖啡。咖啡含有咖啡因，有兴奋作用，它会增强膀胱兴奋的张力，不利于老人控制排尿。中老年人日常应以淡茶代替之。

防治尿失禁人群宜用的食疗方

用中药白芷煎成汤，每日饮用3次，坚持饮用一段时间。

猪膀胱1个，洗净，内装适量大米（一次能吃完为度），白线扎口，蒸熟。不加食盐和其他任何调料，吃下可治中老年人尿失禁。

取新鲜鸡蛋2枚，枸杞子20克，大枣4枚。共放入砂锅内加水煎煮。蛋熟后去壳，鸡蛋放回砂锅内再煮片刻，吃蛋喝汤。隔日一次，连服3次可出现疗效。（注：本方适用于年老肾虚之尿失禁。）

三味茶，取龙眼肉15克，炒酸枣仁12克，芡实10克。加适量水煎汁，代茶饮。有养血安神、益肾固本精缩尿作用，可治中老年人心阴虚损、心肾不交而致失眠、小便失禁。

葱、姜、硫黄糊，外用6根带须葱白根，一寸长与15克硫黄和鲜生姜2片，共捣成糊状，睡前用绷带敷于肚脐眼上，次晨取下，轻者1次即见效，重症者3～4次可痊愈。

鸡肠一副，洗净晒干，炒黄研成粉，用黄酒送服，每次一钱，一日三次，服完即可见效。

尿失禁的治疗偏方希望能帮到各位朋友，而针对尿失禁的治疗最好还是到正规的医院进行治疗。

第三节　认识女性更年期

一、认识女性更年期

什么是更年期综合征？

更年期是指妇女从性腺功能衰退开始至完全丧失为止的一个转变时期。现在称"围绝经期"。不过人们习惯使用"更年期"这个词。更年期综合征是指发生在妇女绝经前后，因性激素减少而出现的一系列生理、心理症候群。

更年期会出现什么症状？

首先，最明显的症状是潮热。女

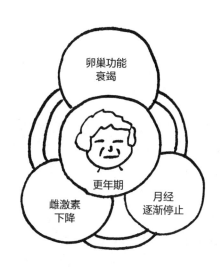

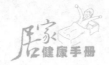
性过了40岁，尤其是45岁以后，开始出现莫名其妙的燥热感。典型表现是，天气并不热，心情也很平静，但忽然全身发热，别人并不觉得热。最近一段时间感觉白天热，晚上也热，有时候睡着觉也会热醒，把被子踢了，踢了被子还不能缓解发热的感觉，还得拿扇子扇，扇完走到窗户前吹凉风，凉了再钻进被窝，一夜折腾好几次。有人月经是正常的，也没有其他更年期症状，突然早上四五点钟热醒。这就是晨起潮热，是更年期来临的征兆。我国超过一半的妇女更年期时会有潮热症状。其次，发脾气。控制不住自己，一点小事就跟人较劲、生气，看谁都不顺眼，所以有"闹更年期"一说。其实，不是她在"闹"，而是体内的激素在"闹"。第三，焦虑。50%左右的更年期妇女，都出现过想不开、心情不好、心慌意乱、坐卧不宁的精神症状，也有抑郁和失眠症状。

更年期的妇女都会出现更年期症状吗？

大约有1/4的女性没有任何症状，就是月经不来了。不来就不来，没有关系，不用管它。如果你只是月经慢慢地没有了，并没有

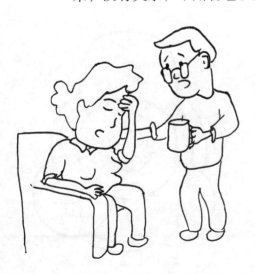

什么特别不舒服的感觉，或者只有轻微症状，比如一天有一两次出汗，睡觉也好，心情也和平，就不用去医院或吃药。事实上，有一半女性不用任何治疗就能安然度过更年期。

更年期症状出现了，有办法让自己不"闹"吗？

我们可以通过下列方法来缓解更年期出现的各种不适。

多出去活动，别老坐在那儿想"烦心事"。一个人在家钻牛角尖，更容易想不开。多接触朋友、同事，心情自然会开朗起来。也要注意自我调整，不能光靠药物。事实上，50%的女性通过自我调整，不用药物，也能顺利度过更年期。比如每天锻炼，积极参加各种活动，如做操、跳舞，让自己的兴趣爱好广泛起来。朋友多了，有什么事想不开了，找人说说，彼此劝慰一下，就想开了。

更年期何时开始和结束？

女性绝经前两三年开始出现如月经不规律及其他一些更年期症状。多数人在45岁以后出现，一般55岁前后就绝经了。如果早于40岁出现更年期症状，或晚于55岁还不绝经，应该及时去看医生。

更年期精神症状会持续多长时间？

一般停经后1～3年最重，3年以后就会逐渐减轻，几年以后就没什么症状了。但也有的人持续时间很长，有人60～70岁还有更年期症状。

出现什么状况应该去看医生？

第一，症状明显。如果更年期很难受，影响到生活或工作，就应该去医院治疗。比如有的人"闹"得非常厉害，有的人在家跟家人吵闹甚至打架，在单位又跟同事吵闹、打架，后来领导找她谈话了，让她下岗。其实该患者如能早期就诊治疗，不会发生失去工作的事。医生用些对症的药，就可以解决问题。第二，月经明显不正常。有人出血一个多月，但觉得更年期月经不正常是常见的症状，抱着无所谓的态度，不理不睬，最后引起贫血，甚至大出血时，才到医院看病。第三，过了55岁还没绝经，千万不要认为自己还年

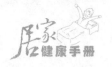

轻，青春永驻，这种情况并不一定是好事。发生乳腺癌、子宫内膜癌的机会可能增加，一定要及时到医院做相关检查。

更年期综合征能预防或延缓吗？

专家认为更年期综合征一般来说没有必要预防或延缓，尤其是没有必要吃药预防。因为更年期是一个自然过程，一个人进入更年期属于正常现象，它不是病，没有必要预防，它是必然要发生的，不发生倒不正常了。如果自己随意用药，可能增加患癌的风险。专家提醒：正确的态度应该是坦然面对更年期，自我调整，多参加活动和运动，多与人交往，调整心情和身体，可以使更年期症状减轻。确实难以忍受时可就诊，医生用药物辅助减轻相关症状，一般都可以较好地解决问题，而且风险也小。

中年女性可以用雌激素减轻更年期的症状吗？

目前，专家认为雌激素不能随便用，应在医生指导下便用，而且还要定期检查，以保证用药安全和有效。激素治疗可以减轻90%更年期女性的精神、神经症状。比如病人爱"闹腾"，脾气大，易激惹等。有焦虑、抑郁情绪的人服用激素后缓解有效率可达60%。激素治疗能够减轻骨质疏松症，还可以治疗老年性阴道炎。进入更年期以后，患老年性阴道炎的人数上升，这时用雌激素治疗常常有效。约40%更年期妇女有睡眠障碍，表现为失眠或者早醒，有的人一两个月睡不着觉，非常痛苦。这种睡眠障碍是雌激素缺乏造成的，单用安眠药效果不好，配合服用激素才能见到效果。对上述症状，西医的治疗方法主要是小剂量补充雌激素。另外，还可以选择食物疗法补充雌激素。六味地黄丸、人参养荣丸等对改善更年期综合征也有不错的疗效。在中医医师的指导下，进行中草药治疗、针灸、推拿、按摩等传统中医治疗以及中药药膳治疗值得推荐。

全身出现不适症状，该去哪一科看病？

不少45岁以后的女性出现了这样那样的症状，不知道去医院哪个科就诊。有的关节疼，去查引起关节炎的类风湿与风湿病；有的心慌、胸闷，去心内科做心电图；有的睡不着觉，按神经官能症治疗。专家提醒：只要你年过40岁，出现各种与更年期综合征类似的症状，应先看妇科，请专科医生进行系统检查。如抽血检查体内雌激素水平就可以知道是不是进入更年期。再根据医生的建议去其他科室进一步检查、治疗。

二、更年期的女性可以补充哪些营养素？

碳水化合物（糖类）、蛋白质、矿物质、维生素及微量元素等各种营养素是维持细胞健康的最基本的条件。各种营养的不平衡、过剩或者比例失调都会导致细胞受损，人体健康受到影响。

为了缓解不适，许多中老年女性补充大豆异黄酮等雌性激素。专家提醒：维持身体健康不能只靠单一成分补充雌激素，建议更年期女性从天然食材中摄取均衡营养，还可以在医生指导下适度补充钙、镁、锌等和豆制品、维生素类，同时应尽量多晒太阳和运动，这样可以纾解压力，缓解焦虑等不良情绪，促进钙质吸收和沉着骨质，防止骨质疏松，使身体健康强壮，从而有效预防和改善更年期症状，降低更年期的各种不适。

更年期女性最需补充的营养素有哪些？

补充维生素。补充维生素对于更年期的女性来说非常重要。最

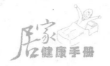
适合更年期女性补充的维生素包括维生素E、维生素D、维生素A、维生素C和维生素B。我们人体不能合成大部分维生素，只有摄取食物来补充维生素，如蔬菜、水果、动物肝脏、全谷类、酵母、蛋、芝麻、海鲜等。

维生素E是有助于减轻潮热和盗汗的最佳维生素之一。它也有助于维护心血管的健康，这一点对更年期女性很重要。因为这个年龄段的女性患心脏病的风险会明显增加。通过天然食品摄入的维生素E最容易被人体吸收利用，因为它是脂溶性维生素，含维生素E丰富的食品包括西兰花、花菜和冷榨油等。

维生素D可强壮骨骼，减轻患骨质疏松症的风险。更年期的女性需要增加钙的摄入量，而维生素D能帮助人体更好地吸收钙。每天在户外晒20分钟太阳就可以获得足够的维生素D。此外，维生素D也可以在鲑鱼、动物肝脏和蛋黄中找到。

维生素A是一种对更年期女性很重要的维生素。它可以改善不良情绪，减轻与更年期有关的情绪变化。很多维生素产品都包含维生素A。乳制品、动物肝脏以及橙色水果和蔬菜都是这种维生素的极佳来源。

维生素C是效果很好的抗氧化剂。它具有预防心脑血管疾病、改善更年期症状的功效。维生素C含量丰富的食物包括柠檬、柑橘、木瓜、鲜枣及深绿色蔬菜等。

维生素B族也是一种应用广泛的维生素。它们有提供能量的作用，可稳定神经系统，减少焦虑和抑郁。参与体内的诸多化学反应，改善新陈代谢，减轻疲劳、失眠、焦虑等不适症状。维生素B多藏在全谷类、坚果类、动物肝脏、酵母、瘦肉、深绿色蔬菜、枣类、牛奶、香蕉、鲔鱼等天然食物中。

补充维生素是帮助女性安全度过更年期的廉价而有效的替代

疗法。平常要注意从饮食中获得身体需要的维生素。专家提醒：近年来有流行病学研究发现，抗氧化能力强的类胡萝卜素、维生素如V-C，V-E等等营养素，适量摄取可抗氧化。但过量摄取反而会适得其反，甚至加速老化，故建议最好首先咨询医生，在其指导下合理补充维生素，并注意不宜长期、足量摄取，以免过量造成不良后果。

增加钙的摄入量。更年期妇女常有骨质疏松的现象，表现为容易腰酸背痛，易骨折，且会造成椎骨在压力下变形和骨刺生长，出现一系列症状。补钙成为更年期妇女的首要任务，年龄在51岁的女性摄入的钙量应该是每天1 200毫克，每天吃2～4份乳制品以及富含钙的食物，可确保每天从饮食中得到充足的钙。小鱼干，红豆、绿豆、黑豆、芝麻、黄豆制品，深绿色蔬菜，藻类食物含有大量的钙。同时应补充维生素D，它能增强钙的吸收。专家提醒：许多女性习惯自服大量含钙营养补充剂，建议先经医师诊断，看是否有钙质缺乏症，确定是否需要补钙，再选择正确的方法和补钙产品，以免多吃无益，或者补充的钙质无法有效被吸收，甚至出现不良后果。有报道，长期足量服用钙制剂后，有的人出现了肾脏、输尿管等处和肠道钙形成结石引起梗阻的病例。

增加铁、镁的摄入。每天至少吃3份富含铁的食物，才能保证身体获得充足的铁。铁主要存在于红肉、家禽、鱼、蛋、多叶的绿色蔬菜、坚果和浓缩的谷物里。膳食营养供给量推荐标准：中老年妇女铁的摄入量是每天8毫克。镁和钙一样能够稳定神经，且均为人体组织中重要的电解质，参与机体新陈代谢与蛋白质合成。

蛋白质不可缺少能够很好地修复损伤的组织和细胞。要想让人体组织减缓衰老，应在平时补充含蛋白质的食物，如牛奶、鸡蛋、瘦肉、鱼类、家禽类及豆制品。

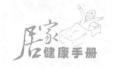

多吃碳水化合物丰富的食物。进入更年期后女性要注意，补充复合型多糖是非常重要的，除此之外还有淀粉类和膳食纤维。因淀粉含有维生素和矿物质，膳食纤维能帮助消化。如米饭、全谷类、甘薯、玉米、新鲜蔬果等。

适当摄入脂肪。更年期的女性应该多补充含不饱和脂肪酸的食物，除此之外还有多不饱和脂肪酸及单不饱和脂肪酸。这些脂肪给我们提供大量的热量，同时还能有效保护内脏，修复受损的组织，从而保持皮肤光滑和肌肉弹性。进入更年期的女性要注意，很多食物都含有健康的脂肪，比如牛肉、鱼、全脂牛奶、动物油、植物油、坚果等。

进入更年期的女性怎样吃出健康？

更年期女性的饮食应清淡，每天食盐应控制在5克以内，血压高的还应该再减量。肉类食物应控制在50~75克，食用油在25克以内，尽量选择植物油。控制饮食量，宜选用低热量、低碳水化合物及低脂肪的饮食，主食以米、面、粗粮、豆类、薯类为首选。多吃新鲜蔬菜及富含维生素的食物，可刺激肠蠕动，保持大便通畅。

新鲜蔬果。对于进入更年期的女性来说，摄入新鲜的蔬菜、水果是非常有必要的，特别是蔬果中所含有的维生素C能够有效地遏制自由基的活动。体内的自由基少了，女性的更年期自然就延缓了，就算是已经进入更年期的女性，平时多吃含有维生素C的食物，同样能够很好地缓解各种不适。

豆类食品。众所周知，在豆类食品中含有丰富的植物雌激素，这种激素与女性的雌激素非常相似，多吃豆类食物可以有效延缓更年期。而对于进入更年期的女性来说，在缓解心理压力、保证饮食多样化的同时，多吃豆类制品非常有必要，它可以有效减轻更年期症状。一般女性补充雌激素，宜从豆浆、豆腐、豆干等非油炸豆制品中摄取，每天喝500毫升无糖豆浆。更年期症状特别严重的女性才需要配合雌激素疗法，服用经萃取浓缩的大豆异黄酮营养剂可以补充所需雌激素。

小米。小米是滋养的首选佳品。小米性微寒，有健脾、和胃、安眠的功效，可有效减轻更年期的失眠症状。小米中的色氨酸可以促进胰岛素的分泌，提高进入脑内色氨酸的量，有良好的助眠作用。

蜂王浆。与男性相比，女性进入更年期的时间更早，更年期综合征的症状也更加明显。由于体内雌激素的分泌减少，平时生活中女性经常补充一定的雌激素可以有效延缓更年期的到来，对各种不适症状也具有很好的缓解以及改善作用。专家建议：女性在平时生活中可以服用蜂王浆。蜂王浆中含有丰富的雌激素类物质，可以有效延缓更年期时间。专家提醒，有乳房和子宫疾病的人要避免服用，以免加重病情。

奇异果。一项较新的研究表明，关于更年期吃什么的问题，最佳的答案是奇异果。更年期女性每天吃两个奇异果，就能将提高睡眠品质。不仅如此，奇异果中还含有丰富的钙、镁及维生素C，有助于神经传导物质的合成与传递；更重要的是，奇异果中含有其他水果中少见的钙，它具有稳定情绪及抑制交感神经的作用。

深海鱼。深海鱼中含有丰富的奥米茄-3（OMEGA-3），它可以缓解心律不齐和高血压症状。每周坚持吃4次以上手掌大小的深海鱼，可以在一定程度上预防脑卒中。但需要注意的是，奥米茄-3（OMEGA-3）经不起火烤，推荐的烹调方法是隔水蒸。

大枣。更年期症状中最常见的是失眠，大部分女性深受其害。失眠给生活、工作带来了很大的困扰。专家指出，这个时候

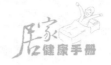

更年期妇女应该多吃大枣，它有很好的补脾安神的作用，晚饭后用大枣加水煎汁服用或与百合煮粥食用能加快入睡。

更年期妇女应少喝咖啡，降低盐摄入量，控制高脂肪和糖类的摄入，才能避免更年期的各种症状对机体造成的不良影响。

第四节　中老年人的阴道炎

一、中老年性阴道炎是怎么回事？

中老年性阴道炎又叫萎缩性阴道炎，是一种常见且复发率较高的中老年妇科疾病。中老年女性因卵巢功能衰退，雌激素水平和局部抵抗力降低，致病菌容易入侵繁殖并引起炎症。不注意外阴的清洁卫生、性生活频繁、营养不良等常为本病的诱发因素。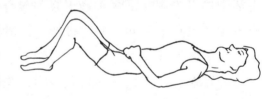

二、阴道炎有哪些主要症状？

中老年人群阴道炎的症状是外阴灼热不适、瘙痒；阴道分泌物增多，呈黄色，有异味，严重的出现血样脓性白带。

三、如何治疗阴道炎？

对于中老年女性来讲，针对病因，补充雌激素是老年性阴道炎的主要治疗方法。雌激素制剂可局部给药，也可全身给药。可用雌三醇软膏局部涂抹，每日1~2次，连用14日。

如发生感染阴道局部应用抗生素，如常用的甲硝唑或诺氟沙星，放于阴道内，每日1次，7~10日为一个疗程。

中药治疗以坐浴、熏洗为主，用苦参、败酱草、蛇床子、黄柏、白芷、黄连、甘草等，每日2次，连续用药10天。

四、如何预防阴道炎？

中老年人群好发阴道炎，虽常见且易复发，但是可防可治，且防重于治。加强自我保健是预防阴道炎的根本措施。

中老年妇女要特别重视个人卫生，保持会阴部清洁、干燥。建议每晚用清水冲洗外阴，不提倡用盆，即使是专用盆也不建议，主要是容易感染。用专用水杯冲洗会阴部，用清洁纸擦干即可；勤换洗内裤，不穿紧身和化纤质地的内裤，内裤选料以纯棉布料、宽松舒适为宜，清洗后的内裤最好放在阳光下曝晒；毛巾、贴身衣裤，不要与他人混用；不要用脏手触摸阴部；擦便时应由前向后擦，每晚睡前清洗时，先洗阴部后洗肛门；性生活前后，双方一定要清洁性器官，以防感染，女性在性生活后应立即排尿，并清洗，还可以减少泌尿道感染机会。

不要使用肥皂或各种药液清洗外阴。中老年妇女的外阴皮肤易干燥、萎缩，经常使用肥皂或刺激性强的清洁用品清洗外阴会使皮肤更干燥、瘙痒，损伤外阴皮肤，建议用清水即可。

由于中老年妇女阴道黏膜薄，阴道内弹性差，因此性生活时有可能损伤阴道黏膜及黏膜内的血管，使细菌乘机侵入引起炎症。因此，老年女性性生活不宜过频，以免阴道壁创伤，发生炎症，可在

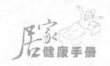

性生活前于阴道口涂少量润滑油，减小摩擦损伤。一旦患老年性阴道炎，治疗期间应避免性生活。必要时配偶同时检查、治疗。

如果感到不适要及时就医，并在医生指导下正确医治，不要乱用药物，尤其不要乱用抗生素。引起老年性阴道炎的细菌多为大肠埃希菌（大肠杆菌）、葡萄球菌等杂菌，而育龄期女性则以霉菌性阴道炎、滴虫性阴道炎最多见。

专家提醒：不同的人感染情况不一样，须在就医后按照医嘱用药；不要随意听信他人介绍，乱用治疗霉菌或滴虫的药物；不要把感染性疾病当作外阴皮肤湿疹而乱用激素药膏导致病情加重；不要擅自到药店自购买口服抗生素治疗。

如发生老年性阴道炎，不能因外阴瘙痒用热水烫洗外阴。这样虽然能够暂时缓解瘙痒症状，但是会导致外阴皮肤干燥粗糙，使瘙痒加剧。可用温热水清洗外阴，同时可在温水中加少量醋或食盐。

饮食上要营养均衡。注意增加豆类、新鲜蔬菜，避免辛辣食物，适当进食富含维生素A或胡萝卜素的食物，如动物肝脏、蛋类、胡萝卜、番茄等，或口服适量的鱼油、维生素A和维生素E。

经常去医院参加体检，最好每年一次，了解自己的身体健康状况。适当运动，提高身体免疫力，注意情志调节，保持乐观心态。中老年妇女一方面要适应生理机能的衰退，另一方面也要适应社会角色、家庭地位、人际关系等环境与条件的转换。

第五节　早期识别子宫内膜癌

子宫内膜癌是我国常见的恶性肿瘤之一，可发生于任何年龄的女性，平均年龄55岁左右，发病高峰年龄为55～60岁，50%～70%的女性在绝经后发病。在我国，子宫内膜癌的发病率仅次于子宫颈癌和卵巢癌，居女性生殖器恶性肿瘤的第三位。近年来，其发病率有不断上升趋势。因此，女性朋友平常要做好预防措施，避免此病的侵害。

一、哪几类女性易"招惹"子宫内膜癌？

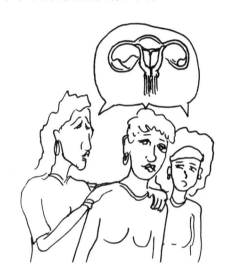

不孕者。不孕是子宫内膜癌的高危因素，随着分娩次数的增多，患病危险性下降。长期不排卵所引起的不孕者与生过一胎的女性相比，较易患此病。同样，患有多囊卵巢综合征的患者也容易得此病。

肥胖者。肥胖是内分泌不平衡的表现，机体大量的脂肪增加了雌激素的储存，脂肪还有利于雄激素异化，增加血液中雌激素含量，导致子宫内膜增生甚至癌变。

月经失调、初潮年龄早或延迟绝经者。在绝经前一段时间，卵巢往往处于无排卵状态，子宫内膜受到无孕激素对抗的单一雌激素的长期刺激，出现不良增生改变。

糖尿病、高血压病患者。有些糖尿病、高血压病患者，由于长期垂体功能异常，可致发生多囊卵巢综合征、子宫内膜非典型增生、体内雌激素水平过高，这也是致癌原因之一。

长期服用外源性雌激素者。单用外源性雌激素而无孕激素对抗者，发生子宫内膜癌的危险性会增加，发病与用雌激素的剂量、时间长短有关，若加用孕激素对抗，可降低其危险性。

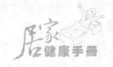

子宫出血久治不愈者。遇到绝经后的子宫出血，应想到有患子宫内膜癌的可能，尽快做妇科检查，及早治疗。

有家族史、近亲肿瘤病史者。由于遗传因素的影响，子宫内膜癌的病人常有家族史、近亲肿瘤病史，所以有子宫内膜癌家族史者以及近亲肿瘤史者，其患病危险性较高。

高收入、高学历者。高收入、高学历者与较贫穷者比较，发生子宫内膜癌的危险性高两倍，可能与生活中摄入动物性脂肪偏多，而体力活动消耗得较少有关。

二、子宫内膜癌的早期症状有哪些？

症状：通常早期无明显症状，部分人出现阴道流血、阴道排液、疼痛等。

阴道流血：主要表现为绝经后阴道流血，量一般不多。尚未绝经者可表现为月经增多、经期延长或月经紊乱。

中老年女性若出现不规则阴道流血、月经量增多或月经延长、阴道流液、下腹疼痛等症状，必须提高警惕；绝经期女性若出现阴道少量流血，持续时间长，应怀疑子宫内膜癌，应尽早到医院就诊，做超声检查，了解子宫内膜的情况。若子宫内膜出现异常，必要时还需要行诊断性刮宫及宫腔镜检查，进一步明确诊断。

阴道排液：多为血性液体或浆液性分泌物，合并感染则有脓血性排液，有恶臭。子宫内膜癌因阴道排液异常就诊者约占25%。

下腹疼痛及其他：若癌肿累及宫颈内口，可引起宫腔积脓，出现下腹胀痛及痉挛样疼痛，晚期浸润周围组织或压迫神经可引起下腹及腰骶部疼痛。晚期可出现贫血、消瘦及恶病质等相应症状。

体征: 早期子宫内膜癌妇科检查可无异常发现。晚期可有子宫明显增大，合并宫腔积脓时可有明显触痛，宫颈管内偶有癌组织脱出，触之易出血。癌灶浸润周围组织时，子宫固定或在宫旁扪及不规则结节状物。

三、怀疑子宫内膜癌应做那些检查？

分段诊刮。 这是确诊子宫内膜癌最常用、最有价值的方法。不仅可以明确是否为癌，还可鉴别子宫内膜癌是否累及宫颈管，从而指导临床治疗。对于围绝经期阴道大量出血或出血淋漓不断的患者，分段诊刮还可以起到止血的作用。分段诊刮的标本需要分别标记送病理学检查，以便确诊或排除子宫内膜癌。

宫腔镜检查。 宫腔镜下可直接观察宫腔及子宫颈管有无癌灶存在，癌灶部位、大小、病变范围及宫颈管有否受累等。可以直接观察并对可疑部位取材活检，有助于发现较小的或较早期的病变，降低对子宫内膜癌的漏诊率。宫腔镜直视下活检准确率接近100%。宫腔镜检查和分段诊刮检查是侵入性或有创性检查，可能发生出血、感染、子宫穿孔、宫颈裂伤等并发症，宫腔镜检查还有发生水中毒等风险，应该到正规医院或专科医院检查和就医。对于宫腔镜检查是否可导致子宫内膜癌播散尚有争议，目前大部分研究认为宫腔镜检查不会影响子宫内膜癌的预后。

细胞学检查。 可通过宫腔刷、宫腔吸引涂片等方法获取子宫内膜标本，进行诊断，但其阳性率低，不推荐常规应用。

核磁共振成像（MRI）检查。 MRI检查可较清晰地显示子宫内膜癌的病灶大小、范围，肌层浸润以及盆腔与腹主动脉旁淋巴结转移情况等，从而较准确估计肿瘤分期。CT对于软组织的分辨

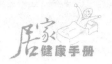

率略低于MRI，因此在有条件的医院，手术前常用MRI来诊断病情的较多。

肿瘤标志物CA125检查。在早期内膜癌患者中，CA125一般无升高，有子宫外转移者，CA125可明显升高，并可作为该患者的肿瘤标志物，检测病情进展和治疗效果。

根据前述的子宫内膜癌症状表现，加上相关的辅助检查，一般都可以确诊大多数子宫内膜癌。专家提醒：女性朋友应随时注意月经的变化情况，注意阴道分泌物的性状。一旦出现症状，及早到医院检查，及时得到治疗。

四、如何预防子宫内膜癌？

要健康均衡的饮食，避免暴饮暴食，长期坚持低脂肪饮食，多吃当季的蔬菜、水果，五谷杂粮等，少食富含激素成分的补品或各式各样层出不穷的所谓"抗衰老""延缓更年期"作用的保健品。更年期妇女使用雌激素进行替代治疗，必须在专科就诊，经过检查，在医生确定没有服药的禁忌证后正规服用，而且应定期体检。若出现阴道不规则出血、阴道排液等症状，要提高警惕，及时就医，早期诊断及治疗。